Jean Marc Descoubès

Guide de l'auto-hypnose et des pensées positives

AF191028

Jean Marc Descoubès

Guide de l'auto-hypnose et des pensées positives

Éditions Vie

Imprint

Any brand names and product names mentioned in this book are subject to trademark, brand or patent protection and are trademarks or registered trademarks of their respective holders. The use of brand names, product names, common names, trade names, product descriptions etc. even without a particular marking in this work is in no way to be construed to mean that such names may be regarded as unrestricted in respect of trademark and brand protection legislation and could thus be used by anyone.

Cover image: www.ingimage.com

Publisher:
Éditions Vie
is a trademark of
Dodo Books Indian Ocean Ltd. and OmniScriptum S.R.L publishing group

120 High Road, East Finchley, London, N2 9ED, United Kingdom
Str. Armeneasca 28/1, office 1, Chisinau MD-2012, Republic of Moldova, Europe
Managing Directors: Ieva Konstantinova, Victoria Ursu
info@omniscriptum.com

Printed at: see last page
ISBN: 978-3-639-83213-6

Copyright © Jean Marc Descoubès
Copyright © 2015 Dodo Books Indian Ocean Ltd. and OmniScriptum S.R.L publishing group

Jean Marc Descoubès

GUIDE PRATIQUE

d'AUTO-HYPNOSE

et de

PENSEES POSITIVES

Au Docteur Jean Paul Guyonnaud

Mon ami et mon maître dont j'ai suivi l'enseignement pendant plus de trente années.

AUTO HYPNOSE et PENSEES POSITIVES

SOMMAIRE

Memento

AUTO-HYPNOSE ET
PENSEES POSITIVES

AVANT PROPOS

Ce guide a été conçu pour une utilisation pratique immédiate, il ne s'embarrasse donc pas de propos superflus.

Ces textes sont issus de séminaires vécus ou animés par l'auteur. Notre souci premier a été la recherche de l'efficacité et surtout la facilité d'apprentissage. La plupart des ouvrages traitant de la question propose des techniques compliquées, difficilement applicables alors que simplicité s'allie souvent avec efficacité.

Ce guide est donc pratique et par conséquent ne vous attendez pas à avoir des résultats après sa simple lecture. Mettez en application chaque exercice, *répétitivité, progressivité, constance* sont les trois mots clefs de la réussite, du changement par l'auto-hypnose.

L'auto-hypnose prend son origine dans l'hypnose et il nous a semblé intéressant de vous proposer un bref aperçu de son évolution historique jusqu'à aujourd'hui.

Puis le schéma de ce cours pratique d'auto-hypnose sera le suivant :

Pour commencer, il est nécessaire de bien connaître les critères d'utilisation de l'autosuggestion. Ceux-ci sont importants, il faudra donc en tenir compte tout au long de votre progression. Ce sera l'objet du premier chapitre.

Le deuxième chapitre traite plus particulièrement des techniques simples pour vous mettre en état de modification de vigilance rapidement. Il n'est nul besoin d'aller très profondément, un niveau profond d'hypnose n'est pas nécessaire. Le simple état de modification de vigilance provoqué par cette méthode : l'Auto Relaxation Contrôlée vous permet de pratiquer les exercices avec la même efficacité que si vous étiez en état hypnotique.

Le troisième chapitre abordera les exercices pratiques. Il est important de bien suivre les schémas donnés, ceux-ci sont construits pour garantir la réussite et le résultat.

En règle générale, vous commencerez par les techniques de visualisations les plus simples, vous ne compliquerez que progressivement.

Le quatrième chapitre traitera des suggestions à utiliser en fonction de votre problème. Là encore la répétition sera de rigueur, il n'y a pas de réussite sans cela.

Enfin, nous vous indiquerons comment monter vous-même votre clé usb, vous évitant ainsi d'avoir à chercher dans le commerce des CD d'auto-hypnose ou de développement personnel pas toujours adaptés à votre cas précis.

Nous vous souhaitons un franc succès, une bonne lecture et surtout la mise en application de l'ensemble des exercices.

HISTOIRE ET ORIGINE

DE

L'HYPNOSE

HISTOIRE ET ORIGINE DE L'HYPNOSE

La présence de techniques d'hypnotisme dans les temps anciens est indéniable, ces pratiques se retrouvent par exemple dans les Temples du sommeil en Grèce et en Égypte.

Une légende nous apprend que les Druides utilisaient le magnétisme ; comme les textes écrits par les Druides eux-mêmes sont inexistants, il est difficile d'en apporter la preuve.

Par contre, les livres sacrés hindou sont plus précis, ils nous mentionnent que les malades étaient guéris par le regard, la parole, l'imposition des mains et les passes. Les techniques de fascination redécouvertes plus tard étaient d'usage courant pour les maîtres hindous.

MAGIE

La magie, aussi vieille que l'humanité, est le berceau des pratiques hypnotiques. Les moyens utilisés étaient très divers, allant des danses rituelles à la prise de drogues hallucinogènes, en passant par de nombreuses techniques verbales ou de fixation.

Voici quelques exemples de ces pratiques anciennes :

Les Gzanes, sorcières arabes, utilisaient le moyen suivant : sur la paume de leur main, elles dessinaient un cercle noir avec en son centre un point également noir. La fixation de ce point provoquait rapidement une fatigue oculaire qui ne tardait pas à se transformer en sommeil hypnotique.

Dans certaines sectes religieuses arabes nous pouvions trouver la pratique suivante : après avoir couvert une table d'une nappe blanche, le marabout plaçait une bouteille remplie d'eau derrière laquelle brûlait une petite lampe. Le sujet était invité à s'asseoir sur une chaise et à fixer le point lumineux. Fatigue, lourdeur des paupières et enfin ...sommeil hypnotique apparaissaient. Tout ceci accentué par la suggestion indirecte créée par la fumée du benjoin qui se répandait dans la pièce.

Le chamanisme, magie religieuse essentiellement pratiquée en Sibérie et en Asie Centrale (avec des équivalences chez les Amérindiens), peut être considéré comme une technique de l'extase. Le chaman, pour jouer son rôle de guérisseur, se met dans un état de transe à la recherche de l'âme du patient. Cet état de transe, le chaman se le crée volontairement, ce qui fait dire que la vocation chamanique est assujettie à un état psychopathologique. En effet, les chamans souffraient souvent de maladies nerveuses (épilepsie, hystérie…). Ce qui n'est pas sans rappeler les études de Charcot sur le rapport hypnose/hystérie.

Il serait possible d'accumuler d'autres exemples, mais ce serait hors de propos, il suffit de retenir que l'hypnose et ses techniques dérivées (psychanalyse, training autogène, sophrologie…) remontent à la nuit des temps.

RHETORIQUE - SOPHISTIQUE ET COMMUNICATION

La rhétorique, c'est l'art du discours mais aussi l'art de la persuasion.

Les sophistes sont les premiers professionnels de la persuasion. Ceux-ci enseignaient la rhétorique ainsi que divers entraînements aux discours qui préfiguraient les séminaires actuels de communication.

La rhétorique était surtout utilisée dans les réunions politiques et les procès. C'est Antiphon d'Athènes qui le premier pensa que la rhétorique pouvait avoir une application en thérapeutique. L'influence verbale, la persuasion lui semblaient être des outils de communications thérapeutiques. Voici comment il procédait : il demandait au consultant de parler de ses problèmes et ensuite, grâce à une rhétorique appropriée, s'aidant de la reformulation des propos du patient, modifiait les structures pathogènes (c'est le recadrage de la PNL, la reformulation de Rogers ou l'hypnose ericksonienne).

Platon préconisa également la rhétorique comme moyen thérapeutique. Il insista sur le pouvoir de la parole pour faciliter la décharge émotionnelle (catharsis).

Au 1er siècle, Quintilien nous parle de « rhétorique somatique », c'est la communication non verbale.

Bien avant les sophistes, vers 2800 av J.C., Homère dans l'Odyssée cite l'épode ou discours entraînant la « guérison » des blessures de l'âme.

Au Moyen-Âge, divers personnages semblaient connaître le secret de l'influence verbale comme l'Abbé Trithème. Sa méthode était constituée à partir de la linguistique, des mathématiques et de techniques hypnotiques. XIIIe siècle, vers 1200 apparaît Michaël Scott. Considéré comme un grand magicien, notamment par Dante, il fut conseiller de Frédéric II. Scott traduisit les œuvres d'Aristote et publia trois livres dont « Physionoma » et énonça des données contemporaines comme la possibilité de deviner les pensées secrètes des hommes à partir de leur visage, de leur comportement mais également de leurs rêves. Il passe pour avoir pratiqué l'hypnose et l'influence verbale. *« Le seul pouvoir qui en vaille la peine est celui de l'esprit sur l'esprit. Le contrôle des grandes masses de matière inanimée n'est rien.*

Le véritable pouvoir, c'est d'imposer sa volonté sur d'autres esprits. Ce n'est qu'ainsi qu'on peut dominer des hommes » disait-il.

MAGNETISME

Au XVIIe siècle, le père jésuite Athanase Kircher (1601-1686), connu à l'époque comme étant un grand cryptographe, expérimenta le magnétisme sur les animaux. Il mit en avant le magnétisme animal terme que l'on considère, à tort, inventé par Mesmer.

Mesmer

Le Docteur Anton Mesmer est autrichien, né en 1734, mort en 1815. C'est à Mesmer que l'on attribue (à tort) l'invention de la terminologie « magnétisme animal ».

Il a contribué à l'avènement de l'ère scientifique de l'hypnose. Pensionné par Napoléon pour ses travaux, il introduisit l'harmonica à clavier en France. Il a entretenu des relations étroites avec Mozart, ce dernier lui a d'ailleurs réservé un couplet dans « cosi fan tutte ». Ces amitiés sont certainement liées avec leur appartenance à la même loge maçonnique.

L'histoire de Mesmer est marquée par l'introduction de baquets dans lesquels sont immergées des bouteilles magnétisées. Autour d'un seul baquet, Mesmer pouvait traiter jusqu'à trente personnes. La crise d'hystérie et les transes étaient monnaie courante et certains sortaient de ces séances guéris de leurs maux.

En dehors de ses baquets, Mesmer utilisait les passes magnétiques pour hypnotiser.

Le principe était simple : après avoir posé les mains sur les épaules, il les baissait le long des bras jusqu'aux pouces qu'il serrait quelques instants, puis revenait à la position initiale et recommençait ses passes. Puis, au bout d'un certain temps, il portait les doigts ou la paume sur le siège de la maladie.

Autour de Mesmer, s'est créé une société « magnético-thérapeutique » : la « Société de l'Harmonie », regroupant 140 élèves magnétiseurs. Mesmer assurait les cours et les conférences.

Puységur

Petit fils d'un Maréchal de France, colonel à 27 ans, le marquis Armand Chastenet de Puységur, autre figure du magnétisme animal, né à Paris en 1751, mort en 1825, était un disciple passionné de Mesmer.

Après s'être servi du baquet, il substitua celui-ci à un arbre. Selon Puységur, l'arbre serait porteur d'un « mouvement vital » qu'il est possible d'augmenter par magnétisme. Ce mouvement vital est transmis aux malades par l'intermédiaire de cordes suivant le même principe que le baquet.

Les transes sont moins importantes et Puységur considère qu'elles ne sont pas indispensables.

En 1784, il magnétise un jeune paysan, Victor. Celui-ci au bout de quelques minutes de passes plonge dans un sommeil différent du sommeil naturel. Puységur venait de mettre en évidence le somnambulisme provoqué qu'il appela

« somnambulisme magnétique », ainsi que le rôle de la suggestion.

La découverte du somnambulisme magnétique suscita la création de nombreuses sociétés d'études et de thérapies magnétiques. Par contre, elle contribua à la scission avec Mesmer. Ce dernier quitta la France laissant derrière lui la notoriété de Puységur grandir.

Faria

L'abbé Faria, prêtre portugais, brahmane venu des Indes (plus exactement de Goa, enclave portugaise à l'époque) nia la réalité du fluide magnétique et rapprocha le somnambulisme du sommeil naturel. Il créa une terminologie particulière : épopte pour somnambule et concentrateur pour magnétiseur.

Précurseur de l'induction hypnotique par fascination, il utilisa un principe important en hypnotisme et qui est utilisé par l'hypnotiseur de Music-hall : avant « d'endormir » de nouveaux sujets, il prenait soin de commencer par des sujets déjà habitués. On connaît aujourd'hui l'efficacité de ce principe.

Né en 1755, mort en 1819, l'abbé Faria est surtout connu pour son impératif « Dormez ». Il inspira A. Dumas dans son roman « Le Comte de Monte Christo ».

Le procédé que Faria utilisait le plus est le suivant : il présentait sa main ouverte en recommandant de la regarder fixement. Dans un premier cas, il suffit qu'il intime l'ordre de dormir pour qu'il soit suivi d'effet.

Dans un deuxième cas, si les yeux ne clignotent pas, il rapproche sa main ouverte très près des yeux.

Dans le troisième cas, si échec des premiers, il touche le sujet légèrement au sommet de la tête, aux deux coins du front, au nez, au diaphragme, au cœur, aux deux genoux et aux deux pieds.

Deleuze

Nous devons à Deleuze des écrits résumant l'ensemble des techniques de l'époque.

Voici le procédé qu'il préconise et toujours en usage chez les magnétiseurs de campagne profonde française : s'asseoir en face du sujet de manière à ce que vos genoux et vos pieds soient entre les siens. Prendre ses pouces, lorsque la chaleur des pouces des deux protagonistes atteint le même degré de température, poser les mains sur ses épaules pendant deux à trois minutes. Puis descendre le long de ses bras pour reprendre les pouces. Effectuer cette manœuvre trois ou quatre fois. Ensuite, poser les deux mains sur l'estomac de manière à ce que les pouces soient placés sur le plexus solaire. Puis, après sensation de communication de chaleur, descendre les mains jusqu'aux genoux ou jusqu'aux pieds. Continuer de la même façon en ayant la précaution de détourner vos mains chaque fois que l'on revient vers la tête.

Esdaille

Chirurgien anglais en poste à Calcutta, le Docteur Esdaille pratiqua 2000 opérations dont 300 importantes sous somnambulisme magnétique.

Il ouvrit un Mesméric Hospital à Calcutta.

Celui-ci mit en valeur un fait (constaté depuis par tous ceux qui ont exercé la chirurgie sous hypnose) que la mortalité post-opératoire par infection tombait de 30 à 50 % pour des opérations chirurgicales normales à 5 % pour des opérations sous somnambulisme. Ceci est important car à l'époque, la notion d'asepsie n'existait pas (Pasteur ne viendra qu'un peu plus tard).

Après vingt ans passés aux Indes, il rentra en Angleterre où ses travaux furent contestés. Finalement, il se retira en Écosse.

Induction du sommeil magnétique avant une opération chirurgicale.

Esdaille faisait allonger les malades sur un lit dans une pièce faiblement éclairée. Le magnétiseur (en principe un ou plusieurs aides indiens), après avoir demandé au sujet de dormir, pratiquait des passes sur tout le corps pendant au moins une heure en envoyant son haleine chaude sur la tête et les yeux. Cette mise en condition magnétique avant opération demandait généralement une dizaine de jours.

La Fontaine

La Fontaine (1803-1892) fit beaucoup de démonstrations publiques sur des scènes de théâtre. C'est à la suite d'une séance publique à Manchester que Braid fait connaissance avec le magnétisme qu'il étudie scientifiquement et lui donne le nom d'hypnotisme.

A la suite de ce bref historique sur les grands noms du magnétisme nous pouvons nous apercevoir que les bases de l'hypnotisme moderne étaient jetées.

A savoir :

- La mise en évidence du somnambulisme provoqué (Puységur),
- le rôle de la suggestion (Puységur),
- le principe de fixation pour induire le somnambulisme magnétique (Faria),
- le principe de contagion facilitant l'induction (Faria),
- l'analgésie sous somnambulisme magnétique (divers),
- l'amnésie des séances après un somnambulisme magnétique profond, (Deleuze, Puységur),
- l'augmentation des possibilités de mémorisation (Deleuze),
- la diminution des risques infectieux post-opératoires (Esdaille),
- l'augmentation des possibilités sensorielles (Deleuze).

HYPNOTISME

Braid

Six semaines après avoir vu les séances de La Fontaine, le Docteur Braid donna sa première conférence sur le magnétisme. En rentrant chez lui de la dernière démonstration de La Fontaine, il essaya de provoquer le somnambulisme magnétique sur son entourage. Il s'aperçoit alors qu'en faisant fixer un objet pendant quelques minutes, la fatigue oculaire qui naissait de cette fixation provoquait un sommeil particulier. Ce sommeil était pour lui purement psychologique et il lui donna le nom de : « catalepsie palpébrale ».

Pour la petite histoire, les protagonistes, les cobayes de l'entourage de Braid étaient, son épouse, son assistant, son domestique. La première eut droit à fixer un couvercle de sucrier, le deuxième le haut d'une bouteille, et le troisième (non prévenu de l'expérience) devait, sous prétexte de la surveiller, fixer une préparation pharmaceutique.

Voici ce qu'il écrivit à ce moment là :

« *La fixité du regard, en paralysant les centres nerveux des yeux et leurs dépendances et en détruisant l'équilibre du système nerveux, produit le phénomène.* »

Braid publie ses observations en 1843 et donne à ce sommeil obtenu par la fixation le nom de « neurhypnology » puis « hypnology » qui deviendra hypnotisme ou hypnose en français.

Plus tard, il ajoutera :

« *A parler rigoureusement, le mot hypnotisme devrait être réservé aux sujets seuls qui, en effet, tombent dans le sommeil et qui oublient au réveil tout ce qui s'est passé dans cet état.* »

Il constata également que l'état hypnotique n'est pas le même pour tout le monde :

« *C'est plutôt une série d'états différents, susceptibles de varier indéfiniment depuis la rêverie la plus légère avec excitation ou dépression des fonctions, jusqu'au coma profond avec absence complète de connaissance et de volonté.* »

Il reviendra plus tard sur ses premières observations après avoir effectué des hypnotisations sur des aveugles :

« *L'expérience réussissant chez les aveugles, je crois que ce n'est pas tant le nerf optique que se fait l'impression mais par les nerfs sensitifs, moteurs et sympathiques, et par l'esprit... Je suis convaincu que les phénomènes sont uniquement provoqués par impression faite sur les centres nerveux, par la condition physique du patient, à l'exclusion de toute autre force provenant directement ou indirectement d'autrui.* »

Ses travaux n'ont pas eu un impact important en Angleterre, la British Medical Association se montrant très réticente.

Le Braidisme fut introduit en France par le Professeur Azam en 1859 par une communication à la Société de Chirurgie de Paris. Il durera peu de temps sous cette forme, d'autant plus que si le procédé était plus scientifique, la notion de suggestion thérapeutique n'était pas encore connue.

L'HYPNOSE

Ecole de Nancy

Liébault (1823-1904) et Bernheim (1837-1919)

1859, Velpeau fait part de l'anesthésie sous hypnose effectuée par Broca pour l'incision d'un abcès anal. Cette publication amène le docteur Liébault à reprendre les travaux de Braid.

Celui-ci insistera sur la prépondérance de la suggestion, considérant la fixation comme secondaire, voire même non nécessaire.

« La suggestion est la clé du Braidisme » nous dit Liébault. Celui-ci soignera surtout les pauvres gens et bien souvent gratuitement.

Après avoir soigné une malade du Professeur Bernheim, Liébault prouve au Professeur de Clinique Médicale de Nancy, la réalité thérapeutique de l'hypnose. Bernheim commencera alors à entreprendre des traitements sous hypnose à l'hôpital de Nancy. Il invita Liébault à venir le rejoindre.

Cette école de Nancy, de réputation mondiale, eut un retentissement important sur le monde médical. Cette réputation et ce retentissement étaient partagés avec l'école de la Salpêtrière.

Bernheim partit en guerre contre l'école de Charcot l'accusant de faire de l'hypnose de culture en pratiquant sur des hystériques. Il opposait à l'hypnose de la Salpêtrière celle de Liébault qu'il trouvait efficace sans faire de spectaculaire.

Liébault lui reprocha d'avoir affirmé en 1892 à Londres :

« Il n'y a pas d'hypnotisme, il n'y a que de la suggestion. »

Ce conflit provoquera l'isolement de Bernheim, la plupart des partisans de l'école de Nancy préférant suivre Liébault.

Ecole de la Salpêtrière

Charcot (1825-1893)

Titulaire de la première chaire mondiale de neurologie, le Professeur Charcot s'intéressa à l'hypnose en 1878.

Ce sont ses élèves qui introduisirent ces techniques à la Salpêtrière après avoir suivi les cours de magnétisme au Palais Royal chez le marquis de Puy Fontaine.

Charcot n'hypnotisa jamais lui-même ignorant tout de l'induction hypnotique. Les expérimentations concerneront surtout les hystériques. Ce qui lui fait dire que l'état hypnotique n'était ni plus ni moins qu'une névrose.

Les cours d'hypnotisme eurent lieu dans un amphithéâtre où le grand public était admis. Ce qui provoqua la réaction de divers observateurs qui lui reprochèrent ce côté théâtral.

Charcot eut le mérite de mettre en évidence trois états importants de l'hypnose : la léthargie, la catalepsie, le somnambulisme. Ces trois états servent encore aujourd'hui de références même s'ils sont controversés par certains.

L'école de la Salpêtrière étudiait aussi la magnétothérapie et la métallothérapie. Bernheim démontra que leurs propriétés curatives n'étaient dues qu'à la suggestion.

Charcot, sur la fin de ses jours, s'aperçut qu'il s'était engagé sur un terrain mouvant. Il voulut alors reprendre ses études sur l'hypnose et l'hystérie, l'infarctus du myocarde qui le guettait ne lui laissa pas le temps.

Il eut pour élève, pendant 6 mois, Sigmund Freud (qui avait 29 ans à l'époque).

FREUD ET LA PSYCHANALYSE (1856-1939)

Les observations sur l'hypnose ont permis à Freud d'élaborer ses théories. Il le dira lui-même en 1923 :

« *On ne peut surestimer l'importance de l'hypnotisme pour le développement de la psychanalyse. Au point de vue théorique et thérapeutique, la psychanalyse gère l'héritage qu'elle a reçu de l'hypnotisme.* »

Celui-ci, convaincu de la réalité de l'hypnose, nous dit dans « Ma vie et la psychanalyse » une phrase que l'on peut qualifier de prémonitoire tant elle correspond à la mentalité d'aujourd'hui. La voici :

« ... Cette manière de voir trouva son prolongement scientifique ce qui n'empê-chera pas les professeurs de psychiatrie de déclarer, pendant longtemps encore, que l'hypnose est une charlatanerie périlleuse et de mépriser très haut les hypnoti-seurs. »

Aujourd'hui les psychiatres en général sont ouverts à l'hypnose, seuls certains psychanalystes, qui ont oublié de lire Freud, tiennent encore ce langage.

Ses premiers contacts avec l'hypnose lui furent apportés par son ami Breuer, neuropathologiste viennois, puis ce fut son stage de 6 mois à la Salpêtrière. Plus tard, dans le but de se perfectionner, il fit un séjour à Nancy pendant l'été 1889 et travailla avec Liébault et Bernheim. Voici quelles ont été ses impressions :

« Je fus le témoin des étonnantes expériences de Bernheim sur ses malades d'hôpital et c'est là que je reçu les plus fortes impressions relatives à la possibilité de puissants processus psychiques demeurés cependant cachés à la conscience de l'homme. »

Freud, de 1887 à 1889, utilisa d'abord la suggestion hypnotique puis la méthode cathartique (faire revivre un évènement traumatique afin d'éliminer sa composante émotionnelle). Les problèmes transférentiels, qu'il rencontra avec la patiente qui lui a sauté au cou, ont été décisifs.

« J'avais l'esprit assez froid pour ne pas mettre cet événement au compte de mon irrésistibilité personnelle et je pensais maintenant avoir senti la nature de l'élé-ment mystique agissant derrière l'hypnose. Afin de l'écarter, ou du moins de l'isoler, je devais abandonner l'hypnose. »

Plus tard, il admettra le rôle important de la suggestion, il le précisera dans « Introduction à la psychanalyse » (1917) :

« Nous devons nous rendre compte que si nous avons, dans notre technique, abandonné l'hypnose, ce fut pour découvrir à nouveau la suggestion sous la forme du transfert. »

En 1918, il reviendra en partie sur ses propres critiques quant à l'hypnose :

« L'application de notre thérapie à de nombreux malades nous obligera large-ment à allier l'or pur de l'analyse au cuivre de la suggestion et, l'influence hypno-tique pourrait même y retrouver une place, comme cela est le cas pour le traitement des névroses de guerre. »

Cette méthode, l'hypno-analyse a été largement préconisée pour le GI'S combattant au Vietnam.

Puis, dans « Ma vie et la psychanalyse » (1925), il précisera :

« Il est tout à fait exact que la psychanalyse travaille aussi au moyen de la suggestion, comme d'autres méthodes psychothérapiques. »

INFLUENCE DE L'HYPNOSE AUJOURD'HUI

Comme nous venons de le voir, l'hypnose est la base de la psychanalyse. C'est dans cette même période que Schultz étudia l'hypnose et proposa sa méthode d'auto-relaxation : le training autogène.

Le training autogène est certainement la méthode de relaxation la plus élaborée. Son orientation vers une pratique individuelle a conquis de nombreux adeptes jusqu'à nos jours.

L'hypnose et le training autogène ont servi à la création de la sophrologie par A. Caycedo, mais aussi à d'autres méthodes de relaxation.

Le yoga nidra de Swami Satyananda, dans sa version moderne, s'inspire également de l'hypnose, du training autogène et de la méthode Vittoz.

L'hypnose se retrouve dans la Programmation Neuro Linguistique (PNL) et, évidemment, dans l'hypnose ericksonienne dont on parle beaucoup aujourd'hui.

En dehors de sa partie relaxation qui prend ses racines dans l'hypnose, la méthode Vittoz propose des outils spécifiques et en particulier pour développer la mémoire et la concentration. Nous verrons d'ailleurs un certain nombre de ces exercices.

Hypnose et auto-hypnose ont donc bénéficié de nombreux apports et, en se modernisant, apporté des outils simples dont nous allons vous faire partager.

AUTORELAXATION

LA RELAXATION

Pratiquer la relaxation ou l'autorelaxation c'est mettre en place des mécanismes physiologiques spécifiques.

Nous vous proposons quelques bases pour une meilleure compréhension de l'état de relaxation que vous pouvez obtenir avec un minimum d'entraînement.

ETAT DE RELAXATION

Diminution du tonus musculaire

La relaxation agit en premier lieu sur le tonus musculaire qu'elle diminue plus ou moins suivant le degré de relaxation.

Au début d'une relaxation son action porte plus particulièrement sur les muscles striés d'où la sensation de lourdeur (ou de légèreté). Puis, elle s'étend aux muscles lisses qui, par relâchement, vont donner une sensation de chaleur (ou de froid suivant les sujets). Dans ce cas précis, ce sont les muscles lisses entourant les vaisseaux nécessaires à la circulation qui sont concernés. La vasodilatation des capillaires superficiels augmente la température cutanée.

Le tonus musculaire est un état d'activité permanente des muscles. Il garde même au repos un minimum d'activité musculaire : c'est le tonus permanent, sa fonction est dite tonique. Si il y a mouvement nous parlerons alors de tonus d'activité et de fonction clonique.

Dans le cas d'une relaxation, la diminution du tonus musculaire s'appelle hypotonie.

Diminution de l'activité cardio-respiratoire

Nous pouvons observer un ralentissement du rythme cardiaque et un abaissement de la tension artérielle pendant la relaxation.

Cette baisse de la tension artérielle a pu être constatée chez des hypertendus au cours de séances.

Le rythme respiratoire se ralentit, les cycles s'allongent, la consommation d'oxygène diminue.

Normalisation de l'activité digestive

Cette normalisation peut amener jusqu'à supprimer les spasmes éventuels du cardia (sphincter à l'entrée de l'estomac) ou du pylore (sphincter à la sortie de l'estomac). Ces spasmes sont souvent responsables des maux d'estomac, voire des ulcérations.

La pratique régulière de la relaxation permet de diminuer les récidives.

L'influence de la relaxation sur le péristaltisme intestinal est indéniable, facilitant ainsi la digestion.

Modifications de l'activité cérébrale et neurologique

En mesurant l'activité électrique du cerveau avec un Electro Encéphalo Gramme (E.E.G.), nous constatons une prépondérance des ondes alpha (onde du repos).

Les réflexes, en particulier rotuliens, sont réduits. Les réflexes dépendent de la moelle épinière, ce qui montre que la relaxation n'agit pas seulement sur le cerveau mais aussi sur l'ensemble du système nerveux.

La relaxation fait apparaître une sécrétion d'endorphine. Ce sont nos « morphines » internes qui nous permettent, entre autre, de dépasser la douleur physique ou morale.

La désorientation temporo-spatiale est fréquente chez le sujet relaxé. La notion de temps et d'espace est déformée dans les états profonds de relaxation.

Pour le temps, il n'est pas rare que le sujet pense n'avoir vécu que cinq minutes de relaxation alors que le temps effectif a été de trente minutes.

Pour l'espace, il est lié avec la déformation du schéma corporel où la notion de lieu dans lequel se trouve le relaxé est perturbée.

Schéma corporel

Le schéma corporel est la représentation que chacun a de son corps et de sa place dans l'espace. Il est influencé par la prise de conscience des sensations au cours des séances de relaxation.

La douleur, le plaisir, les tensions musculaires, les déformations articulaires dues à l'âge, la maladie, les handicaps vont modeler notre corps et modifier notre schéma corporel, de même que l'indentification ou l'imitation parentale.

L'influence sociale affecte le schéma corporel à travers les critères de mode, les canons de beauté, par les interdits et les contraintes religieuses.

Nous verrons plus loin dans le vécu du relaxé quelques exemples de conséquences de la déformation du schéma corporel.

Vécu du relaxé

La structure psychologique du sujet et ses expériences antérieures vont participer au vécu d'une séance de relaxation.

Schultz, par ses nombreuses expérimentations qui ont abouti au Training Autogène, nous a montré que deux constantes revenaient régulièrement : la lourdeur et la chaleur. La sensation de lourdeur est subjective et amenée par la baisse du tonus musculaire. Comme nous l'avons déjà vu, plus l'état de relaxation est profond, plus le tonus musculaire diminue et inversement, affectant le schéma corporel.

Cela aura des conséquences particulières comme, par exemple, l'impression que le corps s'enfonce ou, au contraire, que celui-ci flotte au-dessus de son support.

L'abandon du corps lors d'une relaxation n'est pas accepté par tous. Ceux qui ont peur de basculer vers l'inconnu ou qui ont besoin de contrôler la situation vont limiter les modifications corporelles. Par exemple, ils vont fixer leur attention (afin de garder une conscience intacte) sur la place d'une main qu'ils s'imaginent être dans une position incongrue (déformation du schéma corporel). Tous les prétextes sont bons pour s'assurer que « je reste conscient ». Ce peut être aussi une déglutition difficile qui gêne occupant l'esprit, le besoin de se racler la gorge, une démangeaison quelconque, une douleur fictive, etc.

La baisse du tonus musculaire (et ses implications sur le schéma corporel) peut modifier la place du corps dans l'espace.

Parmi les sensations souvent retenues par les sujets, ce sont :

- Les pieds et (ou) les jambes qui se soulèvent.

- La tête et (ou) le corps qui tournent.

- Une sensation bizarre (indéfinissable pour le sujet) dans la position du corps variable d'un sujet à l'autre.

Dans tous les cas, lors de la pratique de vos autorelaxations, il ne faudra pas vous inquiéter des sensations particulières que vous pourriez ressentir même si elles sont différentes de celles précitées.

ETATS MODIFIES DE CONSCIENCE

La relaxation, l'hypnose ou l'auto-hypnose sont des états modifiés de conscience (EMC) qui appartiennent à chaque individu. Les capacités à atteindre ces états sont innées et font donc partie de notre patrimoine génétique.

De nombreuses définitions des E.M.C. ont été proposées, mais nous resterons simples et pragmatiques. Il nous suffit de considérer l'Etat Modifié de Conscience comme toute manifestation différente de notre conscience habituelle. Lorsque nous sommes éveillés, conscients de notre interaction avec l'environnement, de l'espace et des personnes qui nous entourent, nous pouvons considérer être dans un état de conscience normal.

Les Etats Modifiés de Conscience peuvent être :

- Spontanés : ce sont les rêves lucides, le somnambulisme, les expériences de sortie du corps ou du seuil de la mort, la période hypnagogique (qui prélude au sommeil), etc.

- Provoqués : l'hypnose, les drogues, la transe, etc.

Les modifications communes à ces états de conscience se rapprochent de celles de l'état de relaxation :

- Modification de la perception temporo-spatiale avec déformation du schéma corporel.

- Augmentation des capacités mnésiques ou au contraire amnésie (avec l'hypnose, par exemple).

- Modification de l'identité et de la relation avec le milieu intérieur et le monde extérieur (drogue, en particulier).

- La production d'endorphine.

Les E.M.C. peuvent être intégrés dans un système culturel, ce sont les transes africaines par exemple, répondre à une pratique sociale comme les drogues hallucinogènes (Amérindiens ou mouvement hippie) ou la méditation, être des outils thérapeutiques : hypnose, sophrologie, etc.

Toute relaxation (ou autorelaxation), quelque soit la méthode utilisée, amène le sujet dans un processus qui se déroule en trois phases :

1 - Un moment de rupture avec l'état antérieur de conscience associé à une déstabilisation (entrée dans les prémices d'un E.M.C.).

2 - Un moment d'E.M.C. proprement dit qui s'installe et se stabilise.

3 - Le retour à la conscience ordinaire par une nouvelle déstabilisation.

Cette troisième phase est importante et ne doit pas être négligée. Les sophrologues, avec juste raison, considèrent que la désophronisation est aussi importante que la sophronisation. Ou, dit autrement, le retour à la conscience normale doit demander de la part de l'auto-relaxé autant d'attention que l'induction de relaxation.

Il vous faudra donc bien préparer votre fin de séance de relaxation en levant les suggestions de sensations inhabituelles comme la lourdeur. Le retour à la conscience normale devra se faire de façon progressive associé, par exemple, à la fin d'un morceau de musique qui donnera le signal de fin de relaxation.

METHODE COUE

La méthode Coué n'est pas une technique de relaxation mais d'autosuggestion, son influence a été suffisamment importante pour que nous en disions quelques mots.

Hypnose, sophrologie et relaxation intègrent (sans le savoir bien souvent) des principes élaborés par Coué.

Pharmacien de formation, Emile Coué apprît les techniques hypnotiques auprès de Liébault. L'importance de la suggestion mise en avant par l'Ecole de Nancy eut un impact important sur les travaux de Coué. En développant l'autosuggestion, il s'est voulu être le continuateur de cette école. L'impact des techniques Coué a été mondial. Sa conception d'autosuggestion consciente fut mal accueillie en France, par contre elle reçut un accueil enthousiaste à l'étranger et particulièrement en URSS et aux Etats-Unis (d'où elle reviendra en France sous la forme des « Pensées Positives »).

Le principe de base de Coué est simple :

« Quelque soit votre maladie, l'autosuggestion que tous les jours, à tout point de vue, je vais de mieux en mieux, amènera l'inconscient à agir sur l'organe dont vous souffrez. »

Ce principe, qui s'applique évidemment aux problèmes psychologiques, a été repris par Caycedo, le fondateur de la Sophrologie. Il définit son « principe d'action positive » ainsi : *« Toute action positive dirigée vers la conscience se répercute positivement sur tous mes éléments de la psyché. »*

Dans sa pratique autosuggestive, Emile Coué insiste sur certaines conditions indispensables à la réalisation de l'action positive.

Il considère qu'il y a nécessité :

- d'une formulation simple,

- d'être toujours positif dans les formules,

- de travailler progressivement,

- de la relaxation musculaire et cérébrale,

- de la répétition quotidienne des formules.

Voici les cinq lois de la suggestion d'après les travaux de Coué (proposées par Ph. Rémy, administrateur de l'œuvre de Coué dans les années 50).

- **1ère Loi** : « *Toute idée que l'on a dans l'esprit tend à devenir une réalité dans le domaine de la possibilité.* »

- **2^{è} Loi** : Loi de l'émotion auxiliaire : « *L'intensité d'une suggestion est proportionnelle à l'émotion qui l'accompagne.* »

3^{è} Loi : Loi de l'effort converti : « *Chaque fois qu'il y a conflit entre l'imagination et la volonté, c'est toujours l'imagination qui l'emporte, et, dans ce cas, non seulement nous ne faisons pas ce que nous voulons, mais nous faisons précisément le contraire de ce que nous voulons.* »

4^{è} Loi : Loi de la finalité subconsciente : « *Un but étant posé, le subconscient trouve le moyen de le réaliser lui-même.* »

5^{è} Loi : Loi de l'autosuggestion : « *La suggestion n'agit qu'à la condition d'avoir été transformé en autosuggestion, c'est-à-dire acceptée au plus profond de soi. Les mêmes incidents produisent des effets différents suivant le sujet qui reçoit la suggestion.* »

Pour terminer, voici une phrase de Coué qui me semble fondamentale :

« *Je ne suis qu'un professeur qui vous enseigne une méthode. A vous d'en profiter par vos propres moyens et d'être l'artisan de votre guérison.* »

L'AUTOSUGGESTION

Afin de faciliter l'implantation des suggestions, il est nécessaire de tenir compte d'un certain nombre de critères :

- La formulation de la suggestion doit être positive.

- Ne pas faire de roman, utilisez des phrases courtes, simples, résumant bien ce que vous souhaitez voir se réaliser.

- Chaque fois que possible, visualisez ce que vous souhaitez obtenir.

- La répétition des suggestions, des séances est un facteur très important dans la pratique de l'autosuggestion.

- Isolez-vous. Au besoin, mettez un fond sonore de musique de relaxation, outre l'effet calmant, il permet d'atténuer les bruits qui pourraient vous perturber. La demi-obscurité de la pièce, la position allongée favorisent également la relaxation.

- Avoir confiance dans la réussite de vos exercices, c'est déjà mettre en pratique la pensée positive. Vous ne devez avoir aucun doute sur ce point.

Le travail auto-suggestif demande de la persévérance, ne travaillez que sur un thème précis jusqu'à complète résolution de ce problème.

L'instant privilégié est évidemment le soir avant le coucher. C'est à cette période de la journée que vous tirerez le plus de bénéfices de la pratique de l'auto-hypnose. De plus, à cette heure vous avez moins de chance d'être perturbé dans votre pratique, enfin l'effet bénéfique sur le sommeil est loin d'être négligeable.

La régularité dans l'entraînement est absolument nécessaire et demande une séance d'auto-hypnose au moins 2 à 3 fois par semaine. Ceci peut paraître fastidieux mais en fait, une séance, lorsque vous serez bien entraîné, ne dure que 10 à 15 minutes.

Il n'y a pas de réussite si vous ne tenez pas compte de ce qui précède.

Grâce à l'usage méthodique des techniques présentées dans ce livret vous arriverez progressivement au changement souhaité.

Ces exercices peuvent sembler simples au premier abord et vous pouvez douter légitimement de leur efficacité, mais ils ont été suffisamment éprouvés pour vous garantir un résultat. D'ailleurs, simplicité et efficacité vont souvent de paire.

Ce résultat, comme il l'a été dit précédemment, est indissociable de ces trois mots clés : répétitivité, progressivité, constance ce qui implique la régularité.

Si nous insistons ainsi, c'est afin de prévenir tout échec qui vous ferait remettre en cause ces exercices alors que l'absence de résultats est souvent liée à l'inobservation des règles précitées.

Ces échecs peuvent avoir une raison plus profonde, par exemple un problème névrotique sous-jacent qui nécessite une thérapie en profondeur. Dans ce cas, il s'agira pour vous de consulter sans plus attendre un thérapeute.

Retenez bien ces points importants :

- Dégagez-vous de votre passé infantile, de vos échecs. Faites « comme si » vous aviez oublié votre passé négatif ou vos échecs.

- Prenez conscience de « l'ici et maintenant » c'est-à-dire de ce que vous êtes et de ce que vous voulez changer.

- Être heureux est une habitude mentale qui peut être développée, soyez-en persuadé.

- Vos pensées négatives ne peuvent favoriser que votre malheur.

- Pratiquez systématiquement la pensée positive.

- La pratique régulière de l'autorelaxation diminue les états émotionnels.

- Les mécanismes du succès travaillent mieux lorsque l'on est relaxé.

Pratiquer la pensée positive tout au long de la journée, c'est mettre en place des mécanismes d'autosuggestions qui vous prépareront à vos séances individuelles d'autorelaxation.

L'efficacité de l'autosuggestion est également liée avec votre état d'esprit journalier.

Le passé négatif est un frein à toute tentative d'évolution. Oublier provisoirement, ce n'est pas oublier les événements, mais tenter de les dégager de leurs charges émotionnelles.

Tirez partie de vos échecs, ils ont peut-être été un passage obligé pour vous inciter à changer, à évoluer autrement, à voir la vie différemment.

Tout le monde a la capacité à modifier le cours des choses, prenez conscience de ce pouvoir qui est en vous et agissez.

Être dans « l'ici et maintenant », en prenant ce recul nécessaire par rapport au passé et aux échecs, associé à l'autosuggestion, favorise votre transformation positive.

Faites fonctionner votre vouloir, travaillez ces exercices, ainsi vous vous donnerez le pouvoir de changer dans la direction désirée.

AUTORELAXATION
CONTROLEE

La méthode d'autorelaxation que je vous propose d'apprendre est issue de ma propre expérience.

Alors que j'avais 11 ou 12 ans, en raison d'un décalage thoracique, je me retrouvais dans un cours de gymnastique corrective.

Le kinésithérapeute terminait toujours ses cours par une séance de relaxation. La simplicité technique, l'efficacité de sa méthode m'ont donné envie de continuer et d'en faire ma propre formule d'autorelaxation. C'est ainsi que, pendant de nombreuses années, je me suis entraîné en complétant et compliquant les techniques en fonction de l'effet recherché.

PROCESSUS TECHNIQUE

Choisissez un lieu tranquille, sans bruit, dans la demi-pénombre.

Allongez-vous confortablement et prenez simplement conscience de votre respiration, sans en modifier le rythme. C'est une bonne façon de se centrer sur soi et d'entériner le point de départ de la relaxation.

Vous vous préparez à la technique de la façon suivante : les bras sont tendus devant soi, mains entrelacées, la tête relevée, le menton vient buter vers le creux de la gorge. Puis, vous contractez tous les muscles du corps, de la tête aux pieds, en bloquant votre respiration. Au bout de quelques instants vous relâchez tout. Cette manière de procéder rappelle la Tension Détente Généralisée que j'ai découverte (ou plutôt redécouverte) lors d'un séminaire de sophrologie à SATILLIEU avec le Docteur FEIJOO.

Puis, vous portez votre attention sur votre bras droit (ou gauche pour les gauchers) et vous imaginez qu'il devient très lourd. En prenant votre temps et grâce, à la fois, à l'immobilité et à la concentration sur le bras, cette sensation se développera dans tout le bras.

Dans un premier temps, entraînez-vous à la contracture musculaire de l'ensemble du corps et à la pesanteur du bras jusqu'à ce que cette lourdeur soit telle qu'il existe un décalage avec le reste du corps.

Une fois obtenue une bonne et conséquente lourdeur dans le bras, vous la généralisez dans tout l'ensemble du corps suivant le schéma suivant : bras droit, bras gauche, les deux bras, les deux jambes, puis enfin tout le corps.

Ces premiers exercices sont largement suffisants pour acquérir rapidement une bonne autorelaxation. Ne cherchez pas la complication, c'est inutile et souvent décourageant.

Nota : Si la lourdeur vous pose problème, remplacez-la par la légèreté.

Détente contrôlée

Une fois la lourdeur obtenue dans tout le corps, vous allez pouvoir accentuer votre état de relaxation par les exercices suivants :

- Déplacez votre attention sur votre front et vos yeux. Relâchez bien les paupières.

Autosuggestion : *« Mes paupières sont lourdes, agréablement lourdes. »*

- Détendez les mâchoires, laissez la bouche s'entrouvrir. Imaginez que les tensions, les contractures disparaissent de vos mâchoires.

Autosuggestion : *« Mes mâchoires tombent, se relâchent, les tensions, les crispations, les rages qui y sont incrustées disparaissent. »*

- Détendez tous les muscles du visage, de l'ensemble de la tête.

Autosuggestion : « *Ma tête s'enfonce agréablement dans le sol (ou le lit).* »

- Détendez le cou et les épaules. Les épaules tombent, s'enfoncent, se détendent profondément.

Autosuggestion : « *Mon cou est souple et complètement relâché. Je débarrasse mes épaules du poids des soucis, des préoccupations de la journée.* »

- Concentrez votre attention sur vos deux bras.

Autosuggestion : « *La lourdeur dans mes deux bras s'approfondit entraînant une agréable sensation de détente.* »

- Puis vous déplacez votre conscience sur le thorax. Imaginez que la cage thoracique s'ouvre et que la respiration est plus facile, plus aisée.

Autosuggestion : « *Chaque respiration augmente ma perception de la détente.* »

- Transposez votre attention sur votre ventre. Imaginez que la paroi de votre ventre devient souple, de plus en plus souple. Puis que tout l'ensemble de votre ventre n'est qu'un paquet de coton.

Autosuggestion : « *Mon ventre devient souple et mou comme du coton.* »

- Enfin, visualisez vos deux jambes et prenez conscience de la sensation de détente qui s'y développe.

Autosuggestion : « *Mes jambes reposent agréablement sur le sol (ou le lit) et se détendent complètement. La circulation sanguine dans mes jambes s'effectue correctement.* »

Vous terminez par : « *Tout mon corps devient complètement détendu.* »

Contrairement à ce que l'on pourrait penser, l'ensemble : contracture, lourdeur, détente, ne demande que peu de temps.

EXERCICES
PRATIQUES

VISUALISATIONS

Projection d'une image positive

Il est important de changer l'image de vous-même. Cessez de vous déprécier. Cherchez-vous des qualités, vous en avez comme tout le monde, mettez-les en avant. En changeant l'image de vous-même vous modifierez votre comportement face à l'environnement. Ainsi ce sera votre vraie personnalité qui sera mise en avant, votre personnalité profonde.

Cette nouvelle image de vous doit être réaliste, juste, rejetez les chimères.

Débarrassez-vous de vos tabous qui ne sont que des freins.

Eliminez les fausses croyances (par exemple : « Je suis nul ») qui bloquent l'épanouissement de tout votre être en général.

Etre positif est un état d'esprit qui influence l'image que l'on a de soi.

Exercice Pratique :

En fin de relaxation, visualisez une image mentale positive de vous-même dans une situation simple.

Projection de changement dans l'avenir

Dans la journée, chassez toutes les images négatives qui vous viennent à l'es-prit, remplacez-les par des pensées positives ou occupez-vous à autre chose.

Au début, ce n'est pas facile, mais avec de la persévérance vous y arriverez. C'est une gymnastique mentale et comme toute gymnastique elle nécessite un temps d'apprentissage avant d'en voir les effets bénéfiques.

Ne préjugez pas du résultat avant qu'il se réalise !

Exercice Pratique :

Visualisez la réussite de vos efforts en projetant dans l'avenir ce que vous souhaitez changer en priorité.

Formule d'indifférence

Issue du Training Autogène de SCHULTZ, cette technique est présente dans toutes les méthodes de relaxation sérieuses. Son application en autorelaxation est vaste, mais à travers les exemples donnés ci-dessous chacun pourra trouver la meilleure adaptation.

Exercice pratique 1 :

Dans le cas de conflit avec une personne ou un événement passé ou présent.

Visualisez ce personnage ou cet événement.

Répétez-vous mentalement la formule suivante : *« X (représentant le personnage ou l'événement) m'est indifférent, totalement indifférent. Chaque jour qui passe m'apporte de plus en plus de recul par rapport à X. »*

Exercice pratique 2 :

Pour les problèmes d'addiction (tabac, alcool, alimentation…).

Exemple pour le tabac : *« De jour en jour, je prends du recul par rapport au tabac, tabac et cigarettes me deviennent indifférent, totalement indifférent. Chaque jour sans tabac augmente mon mieux être. »*

Formule de déconditionnement

Beaucoup de vécus passés sont fortement chargés émotionnellement et cette visualisation permet d'en diminuer l'impact.

Visualisez ce vécu qui, pour vous, revêt une grande importance. Détaillez bien la scène.

Effacez cette image et remplacez-la par une image positive, agréable.

Prenez en même temps conscience de l'état de relaxation dans lequel vous vous trouvez.

Il faudra évidemment, comme pour tous les autres exercices, répéter de nombreuses fois ces visualisations afin d'obtenir un résultat.

Ne travaillez que sur un thème, nous l'avons déjà dit, notre cerveau a des limites et un temps d'apprentissage et de maturation sont nécessaires avant d'aborder un autre thème.

L'erreur de beaucoup consiste à vouloir tout régler en même temps.

Donnez-vous des priorités et n'abordez qu'une résolution à la fois.

Projection pour un objectif personnel ou professionnel

Qu'il s'agisse d'un examen, d'un entretien d'embauche ou d'une nouvelle rencontre que vous appréhendez, cette visualisation vous aidera à passer le cap.

Exercice pratique :

Représentez-vous tout d'abord avant l'événement.

Voyez comme vous êtes bien dans votre corps, dans votre peau, dans votre tête, sans préjugé, sans anticipation anxieuse du moment fatidique.

Dites-vous mentalement que pendant tout le chemin qui vous sépare de l'événement vous restez calme et serein.

Visualisez l'entretien, voyez comme vous êtes à l'aise, sûr de vous, avec la parole facile et le regard assuré.

Visualisations en cas de douleur

La technique proposée ici, si elle est pratiquée consciencieusement, est d'une réelle efficacité.

Attention : la douleur est un signal d'alarme qu'il ne faut pas négliger, en conséquence, consulter un professionnel de la médecine sera judicieux et plus prudent.

Cette visualisation ne devra être utilisée que pour soulager une douleur ponctuelle ou clairement identifiée par un médecin. Chez certains sujets très sensibles à l'auto-hypnose cette technique pourrait éliminer complètement la douleur et masquer l'évolution d'une pathologie plus grave.

Exercice pratique :

Visualisez votre main droite (gauche pour les gauchers) plongée dans un seau de glace et que votre main devient froide, de plus en plus froide.

La fraîcheur de la main se transforme maintenant en engourdissement. Toute votre main, jusqu'aux plans les plus profonds, devient complètement engourdie.

L'engourdissement de votre main se transforme maintenant en une analgésie complète. Votre main devient totalement analgésiée, totalement insensible à la douleur, aucune sensation douloureuse ne peut lui parvenir.

Vous transposez maintenant l'analgésie de votre main à l'endroit où vous souhaitez voir disparaître la douleur.

Il est nécessaire de procéder par étape et de ne transposer l'analgésie de la main sur la zone douloureuse qu'une fois que vous êtes persuadé l'avoir obtenue dans l'ensemble de la main.

Acceptation d'un deuil

Une séparation, un deuil sont toujours difficiles à vivre. Là encore, dans cette visualisation, il n'est pas question de faire oublier les personnes, mais de diminuer le stress de la séparation, l'angoisse du vide laissée par un deuil. Seules les connotations émotionnelles sont ici concernées.

Sachez qu'un deuil doit se vivre et que la décharge émotionnelle dans les pleurs, la colère ou tout autre moyen d'expression est indispensable. Ne pratiquez cette visualisation que si le deuil est ancien et que vous avez des difficultés à vous en défaire.

Exercice pratique :

Visualisez la personne lors d'un moment particulièrement heureux et associez cet instant à votre état agréable d'autorelaxation.

Puis, représentez-vous dialoguant avec cette personne et lui dire tout ce que vous auriez aimé lui exprimer. Par exemple, lui révéler votre colère ou votre culpabilité ou tout autre sentiment ou parole que vous n'avez pas osé (ou pas eu le temps) lui faire part.

N'hésitez pas à prolonger ce moment.

Une fois que vous avez bien « vidé votre sac », retrouvez les images heureuses du départ et reprenez conscience de votre état de relaxation.

Bien souvent, des contractures apparaissent, l'amplitude de la respiration diminue, il suffit de refaire l'autorelaxation contrôlée pour que tout revienne en ordre.

Je recommanderais même de reprendre le processus d'autorelaxation systématiquement après ces visualisations.

A partir de ces exemples d'exercices vous pouvez construire vos propres visualisations, celles-ci seront d'ailleurs plus efficaces si vous les adaptez au mieux aux problèmes que vous voulez résoudre. Gardez tout de même le principe de base : la simplicité dans vos visualisations et vos autosuggestions.

SIGNE-SIGNAL

Mise en place d'un signe-signal

Un signe-signal, c'est un acte, un mot ou un symbole qui va vous conditionner positivement dans le sens souhaité.

Par exemple : la respiration (signe) associée à un état de calme (signal) est le signe-signal le plus classique.

Lorsque le conditionnement est bien installé (par la répétition de l'exercice), chaque fois que vous focalisez votre attention sur votre respiration vous obtenez un état de calme (ou toute autre sensation au choix).

Nous retrouvons ce même principe (mais en négatif) dans les phobies.

Une personne qui a la phobie des chiens ressentira une angoisse (signal, réponse) dès qu'elle verra un chien (signe, stimulus). C'est le principe des stimuli/réponses dont s'inspire la technique du signe-signal.

Si vous comprenez bien le processus, vous pourrez l'appliquer à toute chose.

Exemple de la mise en place d'un signe-signal à partir de la respiration dans le cas d'une préparation aux examens :

A l'occasion d'une séance d'autorelaxation profonde et avant de vous endormir, vous vous ferez les suggestions suivantes :

« Je prends conscience de mon état de calme et de ma respiration, chaque respiration approfondit ce calme et cette détente. »

« Désormais, chaque fois que je me trouverai en situation d'examen il suffira que je compte trois inspirations, trois expirations pour obtenir instantanément, automatiquement, un état de calme et de détente. Plus j'utiliserai ce processus, plus cet état sera profond, processus qui s'inscrit profondément dans mon subconscient. »

Une autre utilisation du signe-signal que je vous recommande est celle du conditionnement à l'entrée dans l'autorelaxation.

Bien préparé, vous pourrez vous dispenser de refaire chaque fois tout le protocole. Il vous suffira de mettre en place le signe-signal, quelque soit l'endroit où vous vous trouvez, pour obtenir une profonde relaxation.

Il faudra auparavant vous entraîner à l'autorelaxation en recherchant le niveau le plus profond.

Ne commencez cette mise en place du signe-signal qu'après avoir la certitude d'une profonde relaxation obtenue rapidement.

Le protocole que nous préconisons est simple, à la portée de tous. Comme pour la respiration, il vous aidera à vous centrer sur vous, à oublier les contingences extérieures. Il sera évidemment le signe qui déclenchera le signal de la relaxation.

Voici comment procéder :

« Désormais, après m'être allongé confortablement, il suffira que je ferme les yeux et que je les remonte sous mes paupières comme si je regardais l'intérieur de mon cerveau, ou que je fixais un point imaginaire situé entre les sourcils (au choix). Ce simple geste m'assure désormais l'installation d'un état de relaxation profonde.

Chaque jour, grâce à ce processus, je suis de plus en plus capable d'entrer rapidement dans un état d'autorelaxation. Et, plus j'utilise ce signe-signal, plus mon subconscient est conditionné et plus j'obtiens, en tout lieu, une profonde relaxation. »

Il vous faudra évidemment de l'entraînement. L'impact du conditionnement varie d'une personne à une autre. Comptez de 6 à 12 séances pour un résultat probant. Si au-delà d'une douzaine de séances de conditionnement cela ne fonctionne pas, c'est que votre niveau d'autorelaxation n'est pas suffisant (ou que vous avez des problèmes plus importants, dans ce cas consultez un spécialiste).

Si vous avez bien compris l'utilité du signe-signal, vous pourrez vous-même composer vos propres déconditionnements.

Par exemple :

Dans le tabagisme, associer comme signe (la cigarette) au signal de dégoût : *« Chaque cigarette que je prends me donne la nausée. »*

Vous verrez plus loin comment un signe-signal peut prévenir une crise d'asthme : *« A chaque inspiration (signe) une agréable sensation de fraîcheur (signal) envahit mes voies respiratoires. »*

Dans les problèmes de timidité, un signe-signal peut vous permettre d'affronter des situations difficiles et, avec le temps, vous faire sortir de cet enfermement. La timidité est un comportement appris, il faut en être persuadé pour vous libérer de ces entraves et accéder au changement.

Beaucoup de pathologies sexuelles peuvent trouver un début de résolution par l'usage régulier d'un signe-signal approprié.

Nous sommes construits à partir de nombreux conditionnements appris tout au long de notre enfance et de notre vie d'adulte. Certains conditionnements sont utiles, ce sont les apprentissages (sports, musique, gestes professionnels…), d'autres perturbent notre vie sociale, affective, professionnelle. Ce sont ces derniers que nous vous proposons de modifier.

Avec de la méthode, de la patience, un minimum de travail et de la persévérance, vous viendrez à bout de n'importe quel conditionnement qui vous gêne.

Retenez bien cette notion de signe-signal. Elle est importante et grâce à sa simplicité les domaines d'utilisation deviennent infinis.

Par contre, un seul signe-signal à la fois est recommandé, mais vous pouvez mettre en place un même signe-signal pour des besoins différents.

L'entraînement sera le point fort sur lequel vous insisterez jusqu'à ce que vous obteniez une réelle efficacité.

APPROFONDISSEMENTS

APPROFONDISSEMENTS

Pour compléter et approfondir votre état de relaxation nous vous donnons un large choix d'outils. Ils sont suffisamment diversifiés pour que vous trouviez ceux qui vous correspondent le plus.

Le temps

Cela peut paraître évident mais plus les séances sont longues et répétées plus elles approfondissent votre état de relaxation. C'est un critère dont il faudra tenir compte au début de votre entraînement à l'autorelaxation. Par contre, il arrivera un moment où votre apprentissage portera ses fruits et ainsi obtenir un niveau profond en quelques minutes.

Les silences

C'est-à-dire les moments où vous ne vous faites plus aucune suggestion et que vous laissez vagabonder votre esprit. Pour créer un silence intérieur vous pouvez vous concentrer quelques instants sur une musique que vous aurez préalablement préparée avant votre relaxation. Il faut évidemment que cette musique représente pour vous un moment de détente.

La suggestion simple

En toute simplicité, vous pouvez vous répéter la formule suivante : *« Mon état de relaxation s'approfondit. »*

La suggestion post-relaxation

Pour aider au conditionnement à l'entrée dans la relaxation, vous avez la possibilité d'introduire, à la fin de votre séance, la formule ci-jointe : *« A chaque séance mon état de relaxation est chaque fois plus profond. »* Il vous faudra attendre plusieurs séances d'autorelaxation avant de pouvoir utiliser efficacement ce post-conditionnement.

Le signe-signal

Une autre façon d'utiliser le signe-signal, mais cette fois pour approfondir, est de se concentrer sur la musique.

Puis d'appliquer la formule suivante : *« Je me laisse bercer par cette musique qui envahit de plus en plus l'ensemble de mon corps et me détend profondément. Plus j'écoute cette musique plus mon état de relaxation devient profond, de plus en plus profond.*

Chaque fois que je prendrai un moment pour écouter cette musique plus je ressentirai une relaxation profonde et agréable. »

Vous pouvez modifier le texte afin de l'adapter mais garder le principe de base qui est d'associer la musique (signe) à l'approfondissement (signal) de votre relaxation.

Par comparaison

Issu de l'hypnose, ce processus a été présenté par le Dr Chertok.

Le principe est simple : il suffit de provoquer une lourdeur dans un bras et une sensation de légèreté dans l'autre.

Formule pour la lourdeur : *« Mon bras droit devient lourd comme si un poids de 50 kilos était accroché au poignet. »*

On insiste sur les suggestions jusqu'à l'obtention de la lourdeur. Puis :

« Mon bras gauche devient léger car des milliers de petits ballons le soulèvent et lui donne une agréable sensation de légèreté. »

Là aussi on insiste sur les suggestions pour terminer par :

« Je prends conscience de la différence de sensation entre mes deux bras ce qui m'apporte une relaxation encore plus profonde. »

A un moment, pour clore ce processus, il vous faudra choisir soit la lourdeur ou la légèreté qui se diffuse dans l'ensemble du corps.

L'union des doigts

A l'origine, c'est une technique d'induction hypnotique préconisée par le Dr Raphaël Cherchève.

Dès le départ de votre relaxation il faut que votre main droite (gauche pour les gauchers) soit bien à plat, le pouce distant de l'index.

Formule : *« Mon pouce et l'index se rapprochent de plus en plus l'un de l'autre. Plus ils se rapprochent plus ma détente devient profonde, et lorsque mes deux doigts se toucheront je plongerai dans un état de relaxation très intense. »*

Comme toutes les formules, il faut les répéter plusieurs fois, mais ici la répétition sera nécessaire jusqu'à ce que les deux doigts soient réunis.

Par identification

Il suffit de se représenter un personnage dans un milieu de détente, de calme, de sérénité.

Par compte à rebours des respirations

Nous retrouvons cette technique dans le yoga nidra, mais elle a pris naissance dans l'hypnose.

Vous avez le choix du nombre de respirations à compter : 20, 10 ou 5 cela importe peu, tout dépend du temps que vous souhaitez consacrer à ce protocole.

Prenons l'exemple de 10 respirations. Vous allez compter à rebours vos respirations de la façon suivante : 10 - inspiration, 10 - expiration, puis 9 - inspiration, 9 - expirations, etc. jusqu'à 0. Il vous faudra compter mentalement tout en prenant conscience de vos respirations.

Par visualisation d'une couleur

Réfléchissez à une couleur qui pour vous représente le calme, la détente, puis que cette couleur envahit votre esprit et tout votre corps.

Par association

Il s'agit ici, tout simplement, d'associer la respiration au mot « calme » ou « détente » que vous prononcez mentalement.

Vous pouvez, comme le préconisa le Dr Jean Paul Guyonnaud, prendre une inspiration en soulevant votre ventre, puis expirer en le relâchant en associant le mot de votre choix qui vous apporte un sentiment de détente.

La descente d'escalier

Vous pouvez, soit déterminer au départ le nombre de marches à franchir, soit compter au fur et à mesure jusqu'à l'obtention du niveau de relaxation souhaité.

Formule : *« Ma respiration est calme et sereine. Je suis sur un palier prêt à descendre des marches. Je compte 1 et je descends d'une marche et, à chaque marche franchie mon état de relaxation s'approfondit... Mon pas devient lourd, de plus en plus lourd...*

Je compte 2 et je descends une seconde marche... Je prends bien conscience de ma respiration et de la descente... Mon corps devient lourd et je plonge de plus en plus profondément dans une agréable relaxation... »

Et ainsi de suite jusqu'au niveau de relaxation souhaité.

L'ascenseur

C'est une variante de la descente de l'escalier.

Formule : *« Je suis dans un ascenseur, je me représente bien le lieu avec force de détails... Cet ascenseur va descendre cinq étages et à chaque étage mon état de relaxation deviendra de plus en plus profond...*

Je me vois au premier étage calme, détendu... Les portes se ferment et l'ascenseur descend vers le quatrième étage. Plus l'ascenseur descend plus mon corps devient lourd, pesant, je ressens intensément cette lourdeur dans tout mon corps... Mon corps est lourd de détente...

L'ascenseur arrive au quatrième étage et là je plonge encore plus profondément... A chaque étage ma relaxation devient de plus en plus profonde.

Les portes se referment et l'ascenseur repart vers le troisième étage... »

Et ainsi de suite jusqu'au rez-de-chaussée où, là, la relaxation est totale.

Vous pouvez remplacer la lourdeur par la légèreté.

En faisant appel à votre imagination vous avez la possibilité de trouver d'autres sujets de représentations visuelles incluant une descente.

La boule magique

Imaginez une boule magique bleue. Elle est magique car elle a la particularité de détendre tous les muscles qu'elle rencontre. Cette boule tourne autour de vos pieds, puis les jambes... Elle parcoure tout votre corps lentement provoquant une relaxation totale des muscles éclairés par la lumière bleue de cette boule... En même temps cela vous apporte une certaine tranquillité, un certain bien-être. Lorsque cette boule bleue est au niveau de votre tête, vous imaginez que c'est le bonheur extrême qui vous envahit.

La mer et ses vagues

Si vous aimez les environnements de mer vous pouvez vous créer la visualisation suivante : vous êtes allongé sur une plage tout au bord de l'eau de façon à ce que de petites vagues viennent se déverser sur votre corps. Chaque vague qui glisse le long de votre corps diffuse un relâchement profond de vos muscles. Le flux et le reflux, par son rythme répétitif endorment vos résistances vous incitant à aller de plus en plus profondément.

La lumière

La lumière purifie, régénère, apporte de l'énergie. C'est aussi toute la puissance créatrice cachée au fond de l'inconscient.

La lumière du soleil aura une action à la fois physique et psychique. L'énergie fournie par le soleil peut vous aider dans vos projets, vos désirs de changement, vos créations, mais aussi augmenter votre volonté dans chacun de vos actes.

En laissant des petits soleils envahir, caresser votre corps, illuminer votre esprit, vous laissez ouverte une porte d'entrée sur votre subconscient.

Ainsi, au fil du temps et des visualisations, cette lumière solaire qui baigne votre corps et votre esprit aura un impact bénéfique.

Les ballons

Formule : « *J'imagine que des milliers de ballons de toutes les couleurs sont accrochés à mon bras droit entraînant une sensation de légèreté.* »

Une fois la légèreté obtenue dans le bras droit, passez au bras gauche, puis à la jambe droite, à la jambe gauche et finalement à tout le corps.

Formule : « *Tout mon corps est envahi par une sensation de légèreté, je deviens léger comme une plume qui se laisse aller au gré du vent... un papillon qui va de fleur en fleur... un nuage... etc.* »

La promenade en barque

Formule : « *Je me vois allongé au fond d'une barque qui descend une rivière... Je me laisse glisser au fil de l'eau comme un bouchon... Je ressens bien les mouvements qu'effectue cette barque sur l'eau. Je me laisse bercer et entraîner dans un état de relaxation profond. Cette relaxation s'accentue au fur et à mesure que je descends la rivière... Plus je me laisse glisser comme un bouchon au fil de l'eau, plus je deviens agréablement détendu.* »

Le temple

Formule : « *J'aperçois un temple... un temple au milieu d'une clairière... Les arbres qui l'entourent sont magnifiques, les fougères ajoutent un côté féérique à cet espace qui défie le temps... Je me dirige vers la porte et je pénètre dans la pièce principale. Une paix intérieure m'envahit, la sérénité s'installe dans tout mon corps... Je prends pleinement conscience de ces sensations agréables et je laisse la détente s'installer durablement.* »

N'allez pas trop vite, laissez-vous le temps de bien visualiser l'environnement sans trop compliquer les éléments du décor.

N'hésitez pas à répéter plusieurs fois des formules incluant les mots : paix, sérénité et évidemment détente.

L'arbre

Dans cette visualisation, il faut associer votre corps à l'image de l'arbre.

Première étape :

Vous visualisez un arbre solide (un chêne, par exemple). Puis que cet arbre a ses racines ancrées dans le sol. Vous imaginez que tout le bas de votre corps est comme les racines de cet arbre.

Seconde étape :

Représentez-vous le tronc de cet arbre. Ce tronc est solide, mais ouvert sur le monde. Pendant que vous visualisez ce tronc d'arbre vous détendez votre ventre et ouvrez votre cage thoracique. Cela donne beaucoup plus d'ampleur à votre respiration et, en ouvrant sa cage thoracique, on s'ouvre vers les autres.

Troisième étape :

Vous percevez le sommet de l'arbre, ce qui vous apporte une certaine légèreté cérébrale. Tout devient léger dans votre monde de la pensée, vous vous sentez heureux, plein de bonheur.

Pour terminer, vous visualisez l'ensemble de l'arbre, du sommet aux racines, et vous vous dites que, comme l'arbre, mon corps et mon esprit forment un tout.

La bougie

Vous êtes à la porte d'une église (ou d'un temple) et vous décidez d'entrer dans cette vaste demeure.

En ouvrant cette porte, vous accédez au plus profond de votre imaginaire.

Vos premiers pas vers l'intérieur de cette église vous apportent calme et sérénité. Plus vous avancez, plus vous ressentez ce calme, ce bien-être, mais aussi un sentiment de sécurité.

Votre regard est attiré par une bougie au fond de l'église (ou du temple)... Vous vous en approchez, captivé par la flamme de cette bougie. Vous ne voyez que cette flamme s'agitant au gré de l'air ambiant. Vous concentrez votre attention sur cette flamme, elle vous attire, vous fascine, vous fait oublier ce qui vous entoure, vous fait oublier les soucis de la journée, ce qui vous préoccupe.

En fixant cette flamme, vous ressentez de plus en plus une agréable lourdeur dans votre corps qui vous donne l'impression que celui-ci s'enfonce de plus en plus profondément.

C'est comme si vous ne pouvez plus bouger... Mais vous ne souhaitez pas bouger car vous désirez expérimenter une relaxation profonde et agréable.

La fixation de la flamme d'une bougie pour obtenir un état hypnotique fait partie des techniques les plus anciennes, en particulier à l'époque où l'électricité n'existait pas.

Le feu fascine et attire le regard. Il aide également à la concentration et flatte l'imaginaire.

Attention, n'utilisez pas une vraie bougie lors de vos expériences d'auto-hypnose au risque de mettre le feu chez vous. Contentez-vous d'une bougie imaginaire, la fascination est la même, mais cette fois sans danger.

FOCALISATIONS

Bien qu'elles soient plus efficaces sous relaxation, ces focalisations peuvent être utilisées dans la vie de tous les jours.

Les focalisations consistent à mettre en hypo ou en hyper fonctionnement une glande, un organe ou une région précise du corps par un vecteur tel le froid, la chaleur, l'engourdissement, etc. Les focalisations de froid et de chaleur sont les plus usitées. Le froid met en hypofonctionnement ou en vasoconstriction, la chaleur en hyperfonctionnement ou en vasodilatation.

Ces focalisations sont dites suggesto-topiques car, comme certains médicaments, elles exercent principalement leur action sur un point précis du corps.

L'efficacité dépendra beaucoup de votre capacité à se concentrer sur l'endroit où vous souhaitez intervenir ; bien que cette concentration soit facilitée par l'état d'autorelaxation. Elle dépendra également de votre pouvoir imaginatif et de vos facultés à bien vous représenter l'organe ou la partie de votre corps impliqués.

Pour favoriser la chaleur, vous pouvez imaginer qu'une main chaude est posée sur la zone que vous souhaitez soulager. Un soleil, avec une chaleur intense, est souvent préconisé. A vous de choisir le processus qui, pour vous, représente le mieux la sensation de chaleur.

Pour le froid, il est souvent utile de commencer par la main directrice (droite pour les droitiers). Vous vous imaginez votre main plongée dans un seau de glace et que votre main devient froide, de plus en plus froide. Lorsque vous avez obtenu le froid dans votre main vous pouvez transposer cette fraîcheur là où c'est nécessaire.

Sachez qu'il a été montré expérimentalement que de simples suggestions de chaleur pouvaient augmenter le fonctionnement d'un organe. Les focalisations ne sont donc pas anodines et nous vous demanderons de ne les utiliser qu'avec parcimonie.

Les exemples de focalisations que nous allons vous donner n'ont d'intérêt qu'en compléments de l'autorelaxation.

Focalisations les plus couramment utilisées :

Dans les rhinites ou l'asthme, nous conseillons des focalisations de froid à l'inspiration.

Dans tous les problèmes circulatoires ce seront des suggestions de chaleur en particulier dans les bras, mais aussi dans tout le corps.

Pour les traumatismes physiques (entorses, par exemple), le froid est recommandé car non seulement il diminue la douleur, mais il a une action anti-inflammatoire (douleur et inflammation étant liées).

En sexologie féminine, l'induction de chaleur vaginale aidera la vaginique ou l'anorgasmique.

Les rhumatismes tireront des bénéfices des suggestions de chaleur, de même que tout endroit particulièrement tendu, contracté, ainsi que les lombalgies et les dorsalgies chroniques.

Les maladies de la peau peuvent régresser, voire disparaître, suite à des focalisations de froid (ceci est valable pour les verrues).

Une expérience a été faite, il y a déjà plusieurs années, qui conforte la puissance des focalisations. Il s'agissait de faire des suggestions de chaleur dans le creux de la gorge chez des personnes sous hypnose. Les examens biologiques posthypnotiques ont mis à jour une augmentation du fonctionnement de la thyroïde.

Une autre expérience effectuée par le Dr Chertok, toujours sous hypnose, a montré que la simple suggestion d'une pièce de monnaie posée sur le bras du sujet et devenant très chaude provoquait une vésication (cloque comme pour une brulure).

Il faudra donc être prudent dans l'utilisation des focalisations afin d'éviter tout problème secondaire.

METHODE VITTOZ

Le Docteur Roger Vittoz était un médecin suisse (1863-1925). Sa méthode, la rééducation psychosensorielle, comme son nom l'indique, privilégie les sensations comme moyen psychothérapique. Cette rééducation visant à modifier, à restaurer le fonctionnement du cerveau, s'appuie sur des exercices destinés à affiner les sensations internes et externes du patient. Il s'agit, pour le Dr Vittoz, de contrôler les pensées par la sensation. A travers la prise de conscience de ses sensations le patient redécouvre son corps.

La méthode Vittoz, et cela dès la fin du XIXe siècle, va rechercher à rétablir l'harmonie entre le corps et l'esprit amenant, en parallèle, à la restructuration du Moi.

« Le but principal est de montrer au malade pourquoi il est malade et comment il peut guérir. » Dr Vittoz.

Tous les exercices vitoziens s'effectuent après l'induction d'une détente.

Le premier point de cette détente est une prise de conscience de la lourdeur, de la respiration avec la proposition de s'abandonner, de lâcher-prise « comme un sac de blé qui se vide. »

La **réceptivité** est développée par une prise de conscience des différentes parties du corps selon un certain schéma : tête, nuque, épaules, dos, poitrine, ventre, cuisses, mollets, pieds. Nous retrouvons le même procédé dans le yoga nidra sous l'appellation de « rotation de la conscience ».

Puis on fait appel à l'**ouïe** : prise de conscience des bruits proches et lointains…

A la **vue** : visualisations de lumières, de couleurs…

L'**odorat** : inspiration fraîche, expiration tiède…

Le **toucher** : prise de conscience du contact des vêtements…

L'**émissivité** doit permettre au cerveau de se concentrer sur une seule sensation.

Il est demandé au patient de porter son attention sur la plante des pieds et de laisser se développer une sensation. Cette sensation est personnelle à chaque individu. Une rotation de cette sensation dans le corps est proposée. Elle doit suivre le schéma suivant : plantes des pieds, chevilles, mollets, genoux, cuisses, ventre, reins, mains, poignets, avant-bras, coudes, bras, épaules, poitrine, dos, tête, visage. Puis prise de conscience par le patient de son état de calme et de repos.

Si cette séance ne conduit pas à des exercices il est nécessaire d'effectuer un retour à la normale par des étirements, des contractures des bras, une respiration profonde.

En vous inspirant de cette méthode vous pouvez compléter votre autorelaxation afin de l'approfondir.

Voici, à titre d'exemple, la relaxation Vittoz dans son modèle le plus classique :

« Commencez par vous débarrasser des moindres contractures musculaires et abandonnez-vous à une sensation de lourdeur qui envahit votre corps. Imaginez votre corps lourd et pesant comme s'il s'enfonçait dans le sol.

Abandonnez-vous totalement à cette sensation de lourdeur, de lâcher-prise comme un sac de blé qui se vide.

Votre respiration est calme et régulière, prenez bien conscience de votre respiration..

Portez votre attention maintenant sur votre tête, prenez bien conscience de votre tête et de la détente qui s'en empare. Votre nuque maintenant se détend, vos épaules, votre dos, la poitrine qui devient souple, le ventre qui s'assouplit également, les cuisses, les mollets, les pieds qui sont de plus en plus détendus.

Prenez conscience maintenant des bruits les plus lointains, puis des bruits de cette pièce.

Visualisez maintenant la couleur bleue, la flamme d'une bougie, voyez bien sa forme, sa couleur.

Portez de nouveau votre attention sur la respiration. En inspirant par le nez vous ressentez une sensation de fraîcheur mais aussi les odeurs de la pièce, à l'expiration votre souffle est tiède.

Prenez conscience du contact de vos vêtements sur votre corps, de l'appui de votre corps avec le sol.

Portez votre attention sur vos pieds et laissez se développer une sensation. Cette sensation est personnelle et différente suivant les personnes. Cette sensation envahit la plante des pieds, puis les chevilles, mollets, genoux, cuisses, ventre, reins, mains, poignets, avant-bras, coudes, bras, épaules, poitrine, dos, tête, visage.

Prenez bien conscience de votre état de calme et de repos. »

A la suite de cette relaxation, le Dr Vittoz propose différents exercices. Nous nous contenterons de ceux de concentration.

Exercice de concentration

Ils sont destinés à développer l'attention, à faciliter la concentration favorisant ainsi la mémorisation.

Sous autorelaxation vous imaginez un tableau, puis :

1 - Dessinez le chiffre 1 - regardez-le bien - effacez-le.

2 - Dessinez la lettre A - regardez-la bien - effacez-la.

3 - Dessinez un cercle, partagez ce cercle en quatre, placez à l'intérieur de ces quatre parties un petit cercle - regardez-les bien - effacez chacun des petits cercles, puis chaque trait, puis le cercle.

4 - Dessinez trois carrés l'un dans l'autre, un grand, un moyen et un petit - regardez-les bien - puis effacez-les l'un après l'autre.

Pour augmenter l'attention, la concentration, il suffit de prolonger le temps entre le dessin et l'effacement, vous pouvez également élaborer des dessins plus compliqués. Tous ces exercices, longuement répétés, participeront au développement de vos capacités de mémorisation.

Le Dr Vittoz préconise de terminer par l'exercice de déconcentration : on imagine un chemin bordé d'arbres s'étendant à l'infini. L'attention est concentrée sur les premiers arbres, puis les arbres suivants jusqu'à effacement complet de l'image.

Le retour à la conscience normale s'effectue par des étirements, la contracture des bras et une respiration profonde.

Voici quelques exemples pour vous aider à développer les différents canaux sensoriels :

Kinesthésique (toucher)

« Prenez conscience de l'appui de votre corps sur le sol... des points de contact de votre corps avec le sol. Prenez conscience de votre respiration, de votre ventre qui se soulève à l'inspiration, qui redescend à l'expiration. Essayez de percevoir les battements de votre cœur. »

« Portez votre attention sur votre bras droit, évaluez sa position par rapport à votre corps. Sentez l'appui de votre main sur le sol, sentez votre pouce indépendamment de votre main. »

« Percevez bien le contact de vos vêtements avec votre corps, prenez conscience de ceux qui sont plus serrés, qui vous gênent, sentez la différence avec les parties plus libres. Portez maintenant votre attention sur votre langue, sentez les points de contact de votre langue puis le souffle qui entre et qui sort par votre bouche. »

« Imaginez votre cœur se ralentissant. Les battements cardiaques devenant de plus en plus réguliers. Votre cœur bat de plus en plus calmement ; la circulation du sang devient homogène dans tout le corps. »

Visuel

« Laissez vos yeux se détendre au maximum, ils deviennent si détendus que vous arrivez à percevoir un filet de lumière. Portez particulièrement votre attention sur ce filet de lumière. Maintenant serrez très fort vos yeux, puis relâchez, vous devez percevoir des phosphènes, ces petites taches lumineuses, vous ne voyez qu'elles, toute votre attention est concentrée sur ces tâches. »

« Imaginez maintenant un carré au contour bleu, voyez-le bien, concentrez votre attention sur ce carré. Ce carré va se transformer maintenant progressivement en cube, comme si l'objet se déplaçait dans l'espace. Ce cube se remplit de couleur,

il devient bleu. Concentrez votre attention sur ce cube. »

« Maintenant visualisez une bougie au corps blanc avec une flamme bleue. Voyez bien cette bougie et cette flamme bleue. Voyez la bougie blanche, la flamme bleue dans un bougeoir or. Bougie blanche, flamme bleue, bougeoir or. Le tout est posé sur une nappe verte. Bougie blanche, flamme bleue, bougeoir or, nappe verte. Voyez maintenant que tout ceci est installé au milieu d'une grande pièce aux murs roses. Bougie blanche, flamme bleue, bougeoir or, nappe verte, murs roses. Voyez bien le tout puis effacez les murs et la pièce... La nappe... Le bougeoir... etc. »

Auditif

« Essayez de percevoir les bruits les plus lointains, puis de plus en plus près, enfin les bruits à l'intérieur de cette pièce. »

« Choisissez un bruit et concentrez toute votre attention dessus. »

« Imaginez maintenant le son d'une cloche qui bat au loin dans la campagne. Essayez d'entendre ce son de plus en plus distinctement. » « Imaginez le crépitement d'un feu de bois dans une cheminée... Le bruit de l'eau d'un torrent... Les cris d'enfants dans une cour. »

Gustatif

« Imaginez le goût du citron... du miel... d'un plat fortement salé... » « Essayez de retrouver le goût d'un plat que vous affectionniez particulièrement pendant votre enfance. »

Olfactif

« Prenez conscience des odeurs de cette pièce, choisissez-en une qui se dégage et concentrez votre attention dessus. »

« Imaginez l'odeur d'un feu de bois... Le parfum d'une rose.... »

MONTAGE D'UN CD D'AUTO-HYPNOSE

Voici quelques éléments qui devront vous permettre de construire votre propre CD (ou clé usb) d'autorelaxation.

En règle générale nous ne connaissons pas notre voix, ainsi en enregistrant votre séance vous aurez l'impression qu'une autre personne vous dicte la séance.

Si vous en avez la possibilité, enregistrez un fond musical en même temps que votre voix. La musique aura plusieurs avantages :

- Mise au début, elle vous laisse le temps de vous installer,

- En cours de séance, elle couvre en partie les bruits extérieurs,

- Enfin, c'est un très bon support de voix.

L'enregistrement du texte doit se faire à la 2e personne du pluriel comme si un relaxologue s'adressait à vous.

Je vous conseille de préparer votre texte par écrit en prenant votre temps dans la rédaction puis, avant tout enregistrement, de vous exercer à le lire. Mettez de la conviction dans l'expression de l'induction afin de donner une certaine vie au texte.

Principe de montage

1 - Enregistrer l'induction (contracture du corps, lourdeur du bras, du corps, détente contrôlée, en fonction de vos choix personnels).

2 - Ajouter un ou plusieurs approfondissements, au choix.

3 - Exposer les suggestions et les visualisations correspondantes au thème du changement souhaité.

Terminer ce cycle par les suggestions suivantes :

« Les suggestions et les images s'implantent profondément dans mon subconscient. » A faire 3 fois.

4 - Ajouter éventuellement un approfondissement.

5 - Reprendre le point 3 que vous terminez par la formule suivante :

« Toutes les suggestions, toutes les images se sont implantées profondément dans mon subconscient. » 3 fois.

6 - Faire une procédure de réveil ou bien des suggestions de passage à un sommeil naturel, calme et paisible.

Nota : Vous pouvez laisser une large marge de musique à la fin de votre séance afin d'augmenter votre temps de relaxation. La fin de la musique peut être le signe signal de la fin de la séance.

Assurez-vous d'être tranquille pendant tout le temps de votre séance.

N'oubliez pas, par exemple, de désactiver votre portable, que personne ne viendra sonner chez vous.

Afin de profiter au mieux de votre séance, il est préférable de s'allonger dans une pièce où la température dépasse les 20°. Vous pouvez évidemment vous installer sous une couette dans la mesure où le poids de celle-ci n'est pas gênant.

Enlever vos chaussures et, dans la mesure du possible, ne portez que des vêtements souples, en particulier qui ne vous serrent pas à la taille.

Chaque fois que possible, une séance avant de s'endormir est le meilleur moment. En effet, vous bénéficierez ainsi de la période de sommeil qui va conforter les suggestions, les images, les résolutions que vous aurez faites pendant l'autorelaxation.

AUTOTHERAPIE

AUTOTHERAPIE

Ces suggestions sont à faire systématiquement en fin de séance d'autorelaxation quelques soient les exercices que vous avez travaillés. En outre, les jours où vous ne ferez pas de séance, répétez plusieurs fois ces autosuggestions avant de vous endormir.

Attention : Ne choisissez qu'un seul thème à la fois et n'en changez que lorsque vous serez arrivé à une complète résolution du problème correspondant. *C'est impératif* !

La phrase autosuggestive doit être courte, bannissez complètement les longs textes inutiles. Le principe est simple : il s'agit malgré tout d'une forme d'apprentissage ; seriez-vous capable de retenir un long texte plutôt qu'une phrase courte ? Les mécanismes de l'autosuggestion sont identiques à ceux de mémorisation.

Voici quelques exemples d'autosuggestions ou de groupe d'autosuggestions en fonction de différents problèmes.

Rien ne vous empêche de construire vos propres formules, du moment que vous respectez les principes fondamentaux suivants :

- Phrases courtes,

- Progressivité avec des formules du style : *« de jour en jour »*, *« chaque jour »*, *« au fil des jours »*. Il faut du temps avant d'arriver à un résultat, cette notion de progressivité correspond à des réalités. Ce sera bien au fil des jours que vous avancerez, c'est progressivement que vous constaterez le changement. Prenez votre temps…

- Absence de négation. Les suggestions négatives (avec « ne pas » ou « ne plus ») n'ont pas le même impact que les suggestions positives. On ne dit pas, par exemple, *« Je ne veux plus fumer »*, mais *« de jour en jour le tabac m'est indifférent »*.

- Répétition, à la fois du contenu des formules mais aussi des séances.

Un conseil : Si vous souhaitez obtenir une solution à un problème précis, faites votre séance d'autorelaxation avant de vous endormir et terminez cette séance par la suggestion suivante :

« Pendant mon sommeil, mon subconscient travaillera à la découverte de la solution à mon problème X. »

Remarque importante :

Les autosuggestions présentées dans les pages suivantes ne peuvent se substituer à un traitement médical. De même que l'aspect psychogène doit être confirmé par un spécialiste.

Si vous êtes en cours de traitement ou de psychothérapie, poursuivez-le. Les autosuggestions seront là pour vous accompagner vers votre guérison ou vos changements, mais, dans certains cas, ne pourront remplacer un travail plus en profondeur avec un professionnel habilité.

SUGGESTIONS
AUTOTHERAPIQUES

AEROPHAGIE

« Mes muscles tout le long de l'œsophage se détendent ainsi que les muscles abdominaux. L'œsophage s'élargit et ainsi je digère sans gêne. »
« Ma digestion devient de plus en plus facile, de plus en plus aisée. Mes organes sont au repos. L'ensemble de mon système digestif se détend. »

ANGOISSES ANXIETE

La simple pratique régulière de l'autorelaxation suffit à réduire angoisses et anxiété.

ANGOISSES D'UN EXAMEN

« Le jour de l'examen une sensation de calme et de tranquillité m'envahira ; toute crainte, toute appréhension disparaîtront. Chaque respiration augmentera cette sensation de calme et de détente. En me concentrant sur ma respiration le jour de l'examen, je ressentirai automatiquement une forte impression de calme et de détente. Grâce à ce calme, à cette détente qui m'apportent une grande sérénité, je peux

utiliser la totalité de mes connaissances. »

ALCOOLISME

« Grâce à cette autorelaxation, je me sens de plus en plus fort intérieurement, de plus en plus responsable de moi-même. J'ai de plus en plus de mal à penser à l'alcool, je prends de plus en plus de recul par rapport à l'alcool, l'alcool me devient indifférent, totalement indifférent. »

« J'ai de plus en plus confiance en mes capacités à me débarrasser de l'alcool. »

AMENORRHEE (absence de règles)

En cours de relaxation, imaginez qu'une sensation de chaleur se développe au niveau du bas-ventre.

« Dans mon bas-ventre ainsi que de chaque côté de mon bas-ventre, je développe une sensation agréable de chaleur. ». « Tout l'ensemble de mon périnée se détend. Chaleur et détente favorisent la venue de mes règles. »

« Au fil des mois, mon cycle menstruel se normalise. »

AMINCISSEMENT

« Les graisses et les sucres sont des poisons intenses pour mon organisme, je les élimine totalement de mon alimentation. Je deviens de plus en plus svelte au fil des jours. Chaque jour, je perds du poids et je me sens de mieux en mieux. J'ai de moins en moins de difficulté à faire attention à mon alimentation. Ainsi, de jour en jour je prends du recul par rapport aux aliments trop riches... Je maigris... Progressivement, je maigris et je me sens mieux dans mon corps, dans ma tête. »

Visualisez-vous dans l'avenir avec des kilos en moins à la fin de chaque séance.

Représentez-vous mentalement votre corps débarrassé de la graisse, de la cellulite et dites-vous comme c'est agréable de maigrir.

ASTHME

« De jour en jour mon thorax s'assouplit, ma cage thoracique s'ouvre et ma respiration devient de plus en plus facile, de plus en plus profonde. »

« J'imagine qu'une agréable sensation de fraîcheur envahit mes voies respiratoires à chaque inspiration. Et dans toutes les situations où je ressens les prémices d'une crise, je laisse se développer cette sensation de fraîcheur. Je suis confiant dans l'efficacité de ce procédé que j'utilise le plus souvent possible. »

« Chaque jour ma respiration s'améliore. Je respire mieux et avec de plus en plus d'aisance. »

« Aucun trouble ne peut avoir d'influence sur ma respiration. »

« En tout lieu, en toute circonstance ma respiration est régulière et profonde, rien ne peut la troubler, la perturber. »

« De jour en jour, je deviens de plus en plus maître de ma respiration qu'aucune émotion ne peut gêner. »

ANORGASMIE

L'anorgasmie a de nombreuses causes et seul un travail avec un sexologue apportera des résultats concrets.

Mais vous pouvez vous aider en vous conditionnant à l'autorelaxation lors des rapports sexuels limitant ainsi le contrôle qui bloque la venue de l'orgasme. Des visualisations avant de vous endormir le soir vous représentant vivant un orgasme réussi vous seront très utiles.

Tout ce qui est proposé dans le vaginisme est parfaitement adapté à l'anorgasmie.

BEGAIEMENT

Il sera difficile d'atteindre un résultat avec seulement l'autosuggestion. Mais nous pouvons donner des pistes pour apprendre à vivre avec le bégaiement.

Il faudra évidemment s'entraîner à l'autorelaxation jusqu'à l'obtention d'un bon niveau avant de placer des autosuggestions.

Un travail sur la respiration sera indispensable en mettant l'accent sur l'expiration qui devra être lente et profonde. L'expiration est à privilégier car elle est particulièrement calmante.

Puis, en autorelaxation, se faire des suggestions sur les thèmes suivants :

- Ralentissement du débit verbal chaque fois que vous prenez la parole.

- L'expression verbale ne se fait qu'en expiration.

- Les blocages respiratoires disparaissent progressivement.

- Recul par rapport à votre problème qui vous devient indifférent. Recul qui peut aller jusqu'à l'oubli, l'effacement, l'amnésie de ce trouble.

CREATIVITE

« De jour en jour, je deviens de plus en plus créatif. Mon inspiration est sans limite. Les solutions me viennent de plus en plus facilement. »

« Tous les soirs avant de m'endormir, j'imagine que tout au long de ma nuit de sommeil mon subconscient va travailler à développer ma créativité. »

Là encore, la majorité des exercices de visualisations exposés précédemment développera votre créativité, en même temps que votre mémoire.

Les exercices vittoz seront particulièrement privilégiés en multipliant et en compliquant la variété des visualisations.

DYSMENORRHEE (règles douloureuses)

Sous l'appellation dysménorrhées sont regroupés les douleurs pelviennes survenant au cours des règles, ainsi que les malaises qui les accompagnent (crampes, pesanteur, migraines, insomnies, irritabilité).

Pour diminuer l'impact de ces règles douloureuses vous pouvez, en état d'auto-relaxation, imaginer une sensation de chaleur dans la région inguinale (de chaque côté du bas-ventre). Bien entraînée cela peut suffire à réduire les sensations douloureuses.

Un exercice simple aidera à mobiliser l'ensemble du périnée et favoriser la circulation sanguine dans cette région :

- Allongée sur le dos, jambes repliées, pieds à plat au sol. Placer une balle de tennis entre les genoux. Pendant l'expiration vous serrez vos genoux de façon à comprimer la balle de tennis. A l'inspiration vous relâchez. A faire 50 fois, plusieurs fois dans la semaine et en particulier avant la survenue des règles.

ECZEMA

« De jour en jour, je prends de plus en plus de recul par rapport à mon eczéma. Il me devient indifférent, totalement indifférent. »

« Sur toutes les parties du corps où se situe mon eczéma se développe une sensation agréable de fraîcheur… Elle envahit les plans superficiels comme les plus profonds… Cette sensation de fraîcheur grandit, s'intensifie, elle diminue progressivement les démangeaisons… Au fil des jours mon eczéma sèche pour disparaître complètement. »

EMOTIVITE –TIMIDITE

« De jour en jour, j'ai de plus en plus d'assurance et de confiance en moi. Je reste calme en toute circonstance. J'ai la parole facile, le regard assuré et je m'ex-

prime avec facilité. En tout lieu, en toute circonstance, je me sens à l'aise, très à l'aise. »

« *Chaque fois que je me trouve dans une situation habituellement stressante il suffit que je me concentre sur ma respiration, en lui donnant de l'amplitude, pour qu'automatiquement, instantanément je ressente un état de calme et de sérénité. Plus je me concentre sur ma respiration et plus j'obtiens de résultat.* »

EJACULATION PRECOCE

« *Chaque fois que j'aurai un rapport, je serai détendu comme actuellement.* »

« *Dès les prémices d'un rapport sexuel, je suis calme, serein, toute anxiété concernant l'acte sexuel disparaît. Je suis désormais capable de maintenir une érection sans difficulté.* »

« *De jour en jour, je prends de plus en plus de recul par rapport à l'acte sexuel. Je me débarrasse de toute tension dans mon bas-ventre et dans l'ensemble du périnée. Ma respiration est ample et chaque rapport est effectué dans la sérénité.* »

Nota : Vous pouvez également installer un signe-signal : « *Dès les prémices d'un rapport sexuel, une grande sérénité m'envahit, sérénité que je garde pendant tout le rapport.* »

HYPERTENSION

Utilisez les suggestions contre les angoisses et l'émotivité. Insistez sur la détente et la production de chaleur dans tout votre corps.

« *A chaque séance une sensation agréable de chaleur s'empare de mes bras. Mes bras deviennent chauds, profondément chauds, chaleur qui se diffuse dans tout mon corps.* »

« *Cette chaleur détend la paroi musculaire de mes vaisseaux sanguins. Mes vaisseaux s'élargissent de jour en jour. La pression sanguine diminue et la circula-*

tion s'effectue de plus en plus librement. »

Nota : Essayez d'imaginer la dilatation des vaisseaux sanguins et la libre circulation du sang.

IMPUISSANCE

Vous devez auparavant vous entraîner à créer une sensation de chaleur dans le pénis et que cette chaleur se produit avant chaque rapport sexuel.

Puis, vous vous exercez à développer des fantasmes ou une scène dans laquelle vous vous apprêtez à pratiquer l'acte sexuel. Vous vous représentez bien ces images avec une érection normale.

Construire, par la répétition du processus et des séances, le signe-signal suivant :

« Désormais, chaque fois que je souhaite pratiquer l'acte sexuel, il me suffira avant d'expirer profondément. Cette expiration provoquera automatiquement un état de calme et de tranquillité intérieure et favorisera les fantasmes. »

« Chaque expiration approfondit cette tranquillité intérieure et la production de fantasmes. »

« Dès les prémices d'un rapport sexuel, je me sens calme, confiant, assuré, sûr de moi et il en sera ainsi chaque fois. »

« De jour en jour, j'ai de plus en plus confiance en mes capacités érectiles. »

INSOMNIES

La séance d'autorelaxation avec ses approfondissements suffit bien des fois à combattre les insomnies les plus rebelles.

« Grâce à mes séances de relaxation, j'interviens sur le centre régulateur du sommeil. »

« Progressivement, je retrouve un rythme de sommeil normal, naturel. Toute anxiété précédant mon installation pour dormir disparaît. »

« Ainsi chaque nuit, je m'endors de plus en plus facilement, d'un sommeil calme et paisible. »

« Je deviens de plus en plus sensible au sommeil, le rythme se normalise, l'endormissement est de plus en plus facile à obtenir. »

« Pour m'aider à l'endormissement, je garde une parfaite immobilité, prends conscience de ma respiration et laisse le sommeil m'envahir naturellement. »

Nota : Vous pouvez ajouter un signe-signal :

« Dès que je compte trois inspirations, trois expirations, automatiquement je ressens le calme, la détente mais aussi les prémices du sommeil. »

« Chaque fois que j'utilise ce processus des trois respirations et plus j'obtiens rapidement les premières impressions de sommeil. »

MÉMOIRE

« Ma mémoire s'améliore de jour en jour. Elle devient chaque jour plus précise, plus fidèle. Je retiens chaque jour avec de plus en plus de facilité, d'aisance. »

« Tout souvenir se fixe avec facilité dans mon cerveau. Je retiens aisément, sans effort, ma mémoire se développe de plus en plus, rien ne lui échappe, rien ne peut la perturber. »

« Dans toute circonstance, dans toutes les situations je dispose de la totalité de mes capacités intellectuelles. Apprendre, mémoriser, me devient de plus en plus facile. »

Vous pouvez créer un signe-signal (par exemple, la respiration) pour activer votre mémoire chaque fois que nécessaire.

Ce signe-signal peut être également utilisé pour vous apporter calme et concentration chaque fois que vous avez à mémoriser.

MIGRAINES

Cette technique, issue de la sophrologie, a l'avantage de soulager la plupart des migraines.

Après une séance complète d'autorelaxation vous devrez procéder de la manière suivante :

- Prenez une bonne inspiration puis bloquez votre respiration (apnée inspiratoire),

- Toujours en rétention, vous basculez votre tête vers l'arrière. Une tension doit apparaître dans la nuque,

- Dès que vous sentez qu'il vous est difficile de maintenir cette posture, reprenez la position de départ en expirant lentement,

- A faire trois fois,

- Inspirez à nouveau, cette fois amenez votre tête vers l'avant, le menton touchant le thorax, le cou est étiré au maximum,

- En expirant lentement, reprendre la position de départ,

- A faire trois fois,

- Etirez-vous complètement, remuez les membres, ouvrez les yeux.

ONYCHOPHAGIE (se ronger les ongles)

« Mes ongles me deviennent indifférent. Chaque jour, je prends de plus en plus de recul par rapport à mes ongles. »

Projetez dans l'avenir des images représentant vos mains avec de beaux ongles : *« Il m'est agréable d'avoir de beaux ongles. »*

Pratiquez régulièrement la relaxation pour diminuer votre nervosité.

PHOBIES

Les suggestions pour l'émotivité et la timidité seront à placer à chaque séance systématiquement, puis vous procéderez de la façon suivante :

Visualisez la situation qui provoque votre phobie, tout en maintenant cette visualisation, prenez conscience de l'état de détente dans lequel vous vous trouvez. Puis, répétez-vous mentalement :

« Je suis calme, détendu, serein, rien ne peut me troubler, me perturber. »

« Dans cette situation, je suis confiant, pleinement confiant. »

A faire au moins trois fois par séance.

Il est nécessaire, pour augmenter les chances de réussite, de commencer par des phobies simples avant de s'attaquer à des phobies plus importantes.

Vous pouvez aussi procéder par progressivité.

Exemple, dans le cas d'une phobie des ascenseurs : la première visualisation ne portera que sur la porte de l'ascenseur jusqu'à ce que ces images ne provoquent plus de réaction d'angoisses. Si, au bout de plusieurs séances, ces images ne provoquent plus de réaction, vous visualisez la porte de l'ascenseur s'ouvrant ; toujours en associant ces images à votre état de relaxation. Et ainsi de suite jusqu'à ce que vous soyez capable d'entrer sans angoisse dans l'ascenseur.

Nota : Un signe-signal basé sur la respiration peut être un excellent moyen pour favoriser le déconditionnement phobique.

PSORIASIS

Médicalement, les causes à l'origine du psoriasis sont inconnues.

Une interprétation de la genèse en fonction de sa localisation a été proposée. Un psoriasis situé au niveau du cuir chevelu et dans les régions rétro-auriculaires sous-entendrait des problèmes d'origine affective. Réparti essentiellement sur les membres, il représente des difficultés professionnelles (ou dans l'organisation de la vie familiale avec la gestion des enfants). Localisé aux parties génitales, la liaison avec une problématique sexuelle est tout de suite faite. Généralisé, il est souvent la conséquence d'un choc émotionnel.

En dehors d'un travail de psychothérapie, vous pouvez déjà trouver une piste dans ce qui précède.

Comme dans tout problème de peau, les focalisations de fraîcheur dans les zones incriminées sont les seules possibilités à votre portée.

RHINITE

« A chaque inspiration une agréable sensation de fraîcheur envahit mon nez et mes voies respiratoires. »

RHUMATISMES

L'autorelaxation et les auto-focalisations de chaleur réduiront rapidement les douleurs inflammatoires… si elles sont pratiquées régulièrement.

« Une agréable sensation de chaleur se développe dans la zone douloureuse. Elle augmente, grandit, se diffuse dans les plans les plus profonds. Les muscles se relâchent, toute la zone douloureuse se détend, l'inflammation disparaît progressivement. »

« Par la pratique de l'autorelaxation je me débarrasse des tensions, des crispations responsables du rhumatisme. »

SYNDROME PREMENSTRUEL

Ce sont toutes les douleurs et symptômes qui précèdent la venue des règles.

Comme pour les dysménorrhées, vous appliquerez les focalisations de chaleur dans la région inguinale.

L'exercice avec la balle de tennis trouvera là aussi son intérêt.

Se représenter, en état d'autorelaxation, les prémices de la survenue des règles se passant le mieux du monde finira par casser l'appréhension (et le conditionnement) de règles douloureuses.

TABAGISME

« De jour en jour je prends de plus en plus de recul par rapport au tabac, aux cigarettes... »

« Les cigarettes sont des poisons pour mon corps, je m'en débarrasse complètement. »

« Le tabac m'est indifférent, complètement indifférent ».

« Au fil des jours, ma respiration s'améliore. »

« Chaque jour d'abstinence renforce mon bien-être respiratoire et m'apporte calme et détente. »

« Chaque jour j'ai de plus en plus confiance en ma capacité à cesser de fumer. »

Il faut associer ces suggestions à des visualisations vous représentant dans un avenir proche où vous aurez totalement cessé de fumer.

Vous vous représentez étant bien, retrouvant les odeurs, votre souffle, votre bien-être.

TACHYCARDIE

« De jour en jour, le rythme de mon cœur se normalise. Il bat calmement, régulièrement, paisiblement. »

« L'activité de mon cœur s'améliore chaque jour, celle-ci devient de plus en plus naturelle jusqu'à stabilisation complète. »

« Mon cœur est calme, tout à fait calme. »

Nota : la pratique régulière de l'autorelaxation diminue assez rapidement les récidives des tachycardies.

TOUT PROBLEME DE PEAU

Imaginez qu'une sensation de fraîcheur s'empare de la zone malade et que progressivement les problèmes de peau disparaissent.

ULCERE D'ESTOMAC

Faire des autosuggestions contre les angoisses, l'émotivité.

Imaginez votre estomac, prenez conscience des lésions causées par votre ulcère. Puis, laissez se développer une sensation de chaleur dans tout l'ensemble de votre estomac. Pour cela, vous pouvez vous représenter un soleil ou de l'énergie qui se diffusent plus particulièrement au niveau des parois. Cette chaleur favorise la cicatrisation de votre ulcère. Celui-ci disparaît progressivement grâce à l'apport sanguin généré par la chaleur.

Visualisez à nouveau votre estomac et plus particulièrement l'entrée de votre estomac ainsi que la sortie. A ces deux extrémités vous avez des muscles qui s'ouvrent et qui se ferment en fonction des besoins. Imaginez que ces muscles se relâchent, se détendent que, eux aussi, sont baignés par une agréable sensation de chaleur.

Nota : Il a été remarqué que de nombreux problèmes stomacaux sont liés avec des spasmes du cardia et du pylore, sphincters qui se situent à l'entrée et à la sortie de l'estomac.

Vous pouvez adopter le même principe pour toutes les pathologies concernant les problèmes digestifs, qu'il s'agisse de spasmes de l'œsophage ou de douleurs intestinales, par exemple. Dans la mesure où un pré diagnostique médical a été fait. Là aussi, il ne s'agit pas de masquer une douleur et laisser la pathologie se développer sournoisement.

Autre point important : si vous ne ressentez, de temps en temps, que de simples brûlures stomacales, les exercices précités peuvent éviter le développement d'une ulcération plus considérable.

VAGINISME

Lors de la phase de détente du corps vous insisterez plus particulièrement sur le relâchement du périnée, des fessiers et des muscles du vagin. Puis vous chercherez à produire une sensation de chaleur dans toute la zone vaginale.

Dans un état profond d'autorelaxation, vous imaginerez un vase. Représentez-vous ce vase avec force de détails : sa forme, sa couleur…

Une fois cette image clairement obtenue vous laissez ce vase se transformer en une image positive. Vous insisterez plus particulièrement sur le col du vase qui s'élargit facilement, naturellement.

Ce procédé sera à reprendre régulièrement à chaque séance.

Après toutes ces préparations, vous pourrez vous faire les autosuggestions suivantes :

« *A chaque rapport mon vagin sera envahi par une douce sensation de chaleur. Mon vagin se détend chaque jour de plus en plus. L'entrée de mon vagin s'élargit avec de plus en plus de facilité.* »

« *Quand mon mari (ou compagnon) me pénétrera, je ressentirai une agréable sensation de bien-être, de détente dans tout mon corps et plus particulièrement dans mon vagin.* »

Nota : Il est conseillé dans tous les cas de problèmes sexuels féminins de pratiquer régulièrement des exercices de gynécorelaxation.

Voici les plus simples à la portée de toutes :

Les pompes vaginales

En expirant, contracter fortement le vagin et les fessiers, puis, en inspirant relâcher le tout.

A faire le plus souvent possible, en tout lieu, en toute circonstance.

Balle de tennis

Allongée sur le sol, les genoux pliés, pieds à plat sur le sol.

Mettre une balle de tennis entre les genoux et serrer fortement en expirant.

A faire 50 fois.

Pressions vaginales

Allongée sur le sol, jambes étendues.

Ramener le genou gauche vers la hanche droite en serrant le vagin.

Reprendre la position de départ en inspirant.

Même chose avec la jambe gauche.

A faire 20 fois de chaque côté.

Dans certains cas d'anorgasmie les autosuggestions, les autofocalisations ainsi que les exercices de gynécorelaxation peuvent participer à un meilleur épanouissement sexuel.

MEMENTO

MEMENTO

AUTORELAXATION

OBJECTIF : Vous préparer et vous entraîner à l'autorelaxation.

MEMO

1er *temps* :

- Prise de conscience de la respiration
- Contracture de l'ensemble du corps avec apnée inspiratoire (TDG)
- Lourdeur dans le bras droit

2e *temps* :

- Respiration
- Contracture
- Lourdeur du bras droit
- Lourdeur dans tout le corps

3e *temps : Relaxation contrôlée*

- Respiration
- Contracture
- Lourdeur dans le bras droit et le corps
- Détente :
    - Front et paupières
    - Mâchoires
    - Tout le visage et la tête

- Cou et épaules

- Les deux bras

- Le thorax

- Le ventre

- Les deux jambes

- Tout le corps

NOTA : L'entraînement régulier est indispensable pour obtenir un résultat. Choisir un moment et un endroit où vous êtes sûr de ne pas être dérangé.

MEMENTO

PROGRAMMATION DE RÊVES POSITIFS

OBJECTIF : Renforcer les autosuggestions en mettant à contribution le subconscient.

MEMO

Pour une plus grande efficacité, ces suggestions seront à effectuer juste avant de vous endormir et, évidemment, après une bonne autorelaxation.

« *Dans quelques instants, je vais m'endormir. Dormir d'un sommeil calme et paisible.* »

« *Pendant mon sommeil mon subconscient produira des rêves, des rêves agréables, des rêves positifs. Des rêves qui représenteront mes désirs les plus profonds. Ces rêves favoriseront les changements que je souhaite voir se réaliser. Toute ma nuit sera remplie de rêves positifs.* »

« *Toutes les suggestions positives que je viens de faire trouveront leur résolution dans mes rêves. Mon subconscient travaille pour moi, il élimine les réminiscences négatives, les anciennes peurs, les culpabilisations (à vous de trouver les mots justes correspondant à vos souhaits).* »

« *Chaque matin, je me réveille en pleine forme, avec de l'entrain, des pensées positives plein la tête et j'aborde la journée sereinement.* »

« *Maintenant, je m'endors puisiblement et rien ne peut troubler cet endormissement.* »

Pour vous aider à vous endormir vous pouvez, à la fin de ces suggestions, visualiser une image qui pour vous représente le calme, la sérénité.

Si cette façon de faire travailler votre subconscient vous semble fastidieuse ou que vous n'êtes pas encore prêt, contentez-vous de la technique de Programmation du subconscient (mémo suivant), qui a l'avantage de pouvoir être employée dans la journée.

MEMENTO

PROGRAMMATION DU SUBCONSCIENT

OBJECTIF : Faciliter l'implantation des suggestions autothérapiques et des images.

MEMO

Si l'autorelaxation et ses différents outils aident énormément à l'élaboration des changements, les résultats ne sont profitables que s'ils ont été acceptés, entérinés par le subconscient.

Exercice pratique :

Vous mettez en place tout d'abord une autorelaxation suffisamment profonde et cela avant de vous endormir.

Visualisez les images ou les suggestions, puis faites les autosuggestions suivantes : « *Mes suggestions, mes images s'implantent profondément dans mon subconscient.* » « *Pendant mon sommeil, mon subconscient travaillera à la résolution de mes problèmes (ou de vos souhaits, changements, etc.).* »

Laissez-vous vous endormir sur ces dernières suggestions. Vous pouvez également programmer ce processus dans la journée si vous préférez faire vos entraînements à l'autorelaxation dans cette période.

Dans ce cas, utilisez les autosuggestions suivantes : « *Tout ce que j'ai visualisé pendant cette séance de relaxation, ainsi que les suggestions, s'implantent profondément dans mon cerveau pour se graver définitivement dans mon subconscient cette nuit pendant mon sommeil.* »

Se laisser aller à s'endormir, même qu'une dizaine de minutes, dans la journée après une séance facilitera l'implantation des suggestions.

NOTA : Si vous choisissez cette formule, gardez-la pour toutes vos séances à venir afin de vous assurer d'une pleine efficacité.

MEMENTO

AFFIRMATION DE SOI

OBJECTIF : Favoriser la confiance en soi, s'affirmer en toute circonstance.

MEMO

Visualisation1

Visualisez la réussite de vos efforts en projetant dans l'avenir ce que vous souhaitez changer en priorité. Ne choisissez qu'un thème à la fois afin de vous assurer de l'efficacité de vos visualisations.

Visualisation 2

Imaginez-vous dans une situation habituellement stressante et représentez-vous restant calme, détendu, serein, confiant…

Visualisation 3

Visualisez un personnage, un objet ou une situation provoquant des conflits ou pour lesquels vous voulez vous détacher.

Puis, représentez-vous restant indifférent et répétez-vous : « *X m'est indifférent, totalement indifférent.* »

Affirmation 4

Dégagez-vous de l'idée que vous vous faites de votre physique. Prenez l'exemple de Gainsbourg en vous disant que ce n'est pas le physique qui compte, mais l'aura que l'on dégage.

Cette aura est fonction de votre état d'esprit qui doit tendre vers le positif.

Affirmation 5

Dans la journée, chassez les images et les pensées négatives qui vous viennent à l'esprit. Remplacez-les par, soit une image de calme (un lac, par exemple), une pensée positive ou bien un mot qui symbolisera pour vous la détente.

Affirmation 6

Débarrassez-vous de vos fausses croyances (par exemple : « Je suis nul »). Forcez vos pensées en vous disant au contraire que vous êtes, par exemple, intelligent. Vous finirez par le penser réellement.

Affirmation 7

Recherchez vos qualités (tout le monde en a, mais nous sommes aveugles sur nous-même) et portez tous vos efforts à les développer. Pour briller dans la société, il suffit bien souvent d'une qualité que l'on met en avant, quelque soit le nombre de défauts qu'elle cache.

NOTA : Ces exercices sont complémentaires des outils de déconditionnement.

MEMENTO

ACTIVATION DU POSITIF

OBJECTIF : Le premier rôle de l'activation du positif est de réduire l'anxiété sous-jacente dans toutes les problématiques, mais aussi d'installer une meilleure confiance en soi, une vision plus positive de la vie et de ses difficultés. Enfin, elle peut préparer à des besoins spécifiques par des suggestions ou des images appropriées. Elles sont évidemment à modeler en fonction des besoins.

MEMO

Activation du positif de base

« *En toute circonstance, en toute situation vous restez calme, détendu. Le calme et cette détente grandissent de jour en jour et produisent une tranquillité intérieure que rien ne peut perturber, que rien ne peut gêner. Grâce à ce calme, à cette détente, à cette tranquillité intérieure toute appréhension, toute anxiété s'éliminent.* »

« *Une grande confiance s'installe en vous de jour en jour et cette confiance en vous devient inébranlable chaque jour. Face à une situation, vous restez calme, tranquille, confiant, vous gardez une assurance parfaite. Votre esprit est lucide, rien ne peut le perturber, le gêner.* »

« *Vous prenez la vie de plus en plus du bon côté. Vous prenez la vie avec philosophie. Vous prenez la vie de façon positive. Vos pensées deviennent de plus en plus positives. Chaque fois qu'une pensée négative vous vient à l'esprit, vous la chassez immédiatement, automatiquement pour la remplacer par une pensée positive... Cette gymnastique mentale devient chaque jour de plus en plus facile, de plus en plus naturelle.* »

Cette activation du positif demandera à être personnalisée en fonction de votre évolution, de vos besoins, des changements que vous souhaitez apporter, des résolutions à programmer.

Prenons par exemple les suggestions de confiance dans le cas d'un arrêt tabac. Vous allez compléter cette formule de la façon suivante : « *De jour en jour j'ai de plus en plus confiance en moi, confiance en mes capacités à cesser définitivement de fumer.* »

Dans le cas de phobies (de timidité, de peurs, d'anxiété, etc.), vous ajouterez les suggestions suivantes : « *En toute situation habituellement stressante (précisez cette situation), je reste calme, tranquille, confiant...* »

NOTA : Si la formule de base convient à de nombreuses situations il sera nécessaire, après quelques séances, de personnaliser les suggestions. Il est important également, chaque fois que possible, de se représenter en images les résolutions souhaitées.

MEMENTO

ATTENTION CONCENTRATION CREATIVITE

OBJECTIF : Augmenter les facultés d'attention et de concentration, limiter le vagabondage cérébral, favoriser la mémorisation.

MEMO

Concentration

Visualisez un 1 sur un tableau imaginaire. Concentrez votre attention quelques instants sur ce chiffre, puis… effacez-le.

Dessinez mentalement un cercle… partagez ce cercle en quatre parties égales, visualisez quelques instants, puis… effacez les lignes une par une, puis effacez le cercle.

Dessinez trois carrés, un grand, un moyen et un petit à l'intérieur du grand… regardez-les quelques instants, puis… effacez-les un par un en commençant par le plus petit.

Ces exercices peuvent être associés avec des couleurs ou des formes différentes pour compliquer le travail de concentration.

Visualisez des objets simples familiers et efforcez-vous à les décrire avec force de détails (couleur, forme, particularité, etc.)

Visualisez des scènes simples en insistant sur des points de détails qui forceront votre attention (une barque sur une rivière, un papillon allant de fleur en fleur, un oiseau dans le ciel, etc.).

Avant de compliquer les visualisations, assurez-vous d'avoir réussi les plus simples.

Créativité

Les exercices précédents participent au développement de la créativité, mais vous pouvez ajouter les exercices suivants :

1er temps :

Dessiner sur un tableau imaginaire l'ébauche d'un dessin de votre choix.

2e temps :

Une fois que ce dessin est bien construit mentalement, vous l'imaginez d'une seule couleur de votre choix.

3e temps :

Puis, vous faites varier les couleurs de ce dessin pour finalement lui apporter une couleur définitive.

4e temps :

Enfin, vous intégrez ce dessin dans un paysage ou une scène imaginaire.

NOTA : Cet exemple n'est qu'une base de départ, les variantes et les complications sont infinies. Elles n'ont de limite que celle de votre imagination.

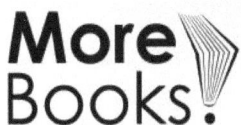
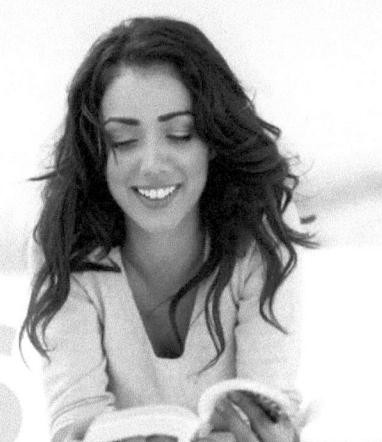

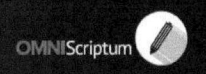

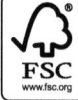